西洋医学の名医が教える

新型コロナと速効！漢方

――感染予防、重症化防止、ワクチンの副反応改善――

日高徳洲会病院院長・医学博士・
サイエンス漢方処方研究会理事長
井《い》齋《さい》偉《ひで》矢《や》

青春新書
PLAYBOOKS

はじめに

本書のタイトルを見て、

「新型コロナウイルス感染症に漢方薬？　急性の感染症は、速効性のある西洋薬じゃないと無理でしょ」

「漢方薬でのんびり体質改善している場合じゃないでしょう」

そうした思いを抱かれた人も、少なくないでしょう。

結論を先に申し上げますと、**漢方薬は、新型コロナウイルス感染症の感染拡大に終止符を打つための「最強の切り札」**だと断言できます。

そもそも漢方薬は、歴史的に繰り返されてきた、感染症のパンデミック（世界的大流行）を抑え込む薬として、およそ1800年前に生み出された薬です。

つまり、1800年もの使用実績があり、その間に何度も、人類の存亡の危機を救ってきました。

さらに、意外に知られていませんが、**漢方薬の多くには速効性があります**。ですから、短期間で進行する急性の感染症に対しても、十分に対応可能なのです。

私は決して、西洋医学の治療を否定するつもりはありません。

極端な話、PCR検査で「陽性」と判明し、病院にすぐ入院できた人は、西洋医学の治療だけでも十分です（もちろん、漢方薬を併用している病院であれば、なおいいですが）。

「ならば、なぜ漢方薬が〝最強の切り札〟なの？」

そう思いますよね。

漢方薬を使用すると、今、新型コロナウイルス感染症対策で難渋《なんじゅう》している問題の多くを、一気に解決につなげることができるからです。

感染症のパンデミックを収束させるには、世界の誰もがワクチンを受けられるようになる必要がありますが、いまだその状況にはほど遠く、しかも特効薬も完成していない現状では、新型コロナウイルス感染症の「予防」に使える薬は、漢方薬しかありません。

漢方薬は、ワクチンに勝るとも劣らない予防効果があります（第1章参照）。

ですから、ワクチンの接種が済むまでは、漢方薬で上手にやりすごし、ワクチン接種を終えたあとも、漢方薬を服用し続けることで、今後の新型コロナウイルス変異株に対しても二重の鉄壁で強力に防御することができます。

また、若者を中心に、「副反応が怖いからワクチンを打ちたくない」という声がよく聞かれます。

そんな人にも、漢方薬はおすすめです。

「漢方薬なら飲んでもいい」という人が一人でも増えれば、自身の感染予防に役立つだけでなく、周囲に感染を広げるリスクも低下し、結果的に新規の感染者数の減少につながります。

さらに漢方薬は、感染予防や、ワクチンの副反応に対して奏効《そうこう》するだけでなく（第6章）、感染したあとの諸症状にも大きな効果を発揮します（第4章）。

新型コロナウイルス感染症は、風邪症状（発熱、悪寒《おかん》、倦怠感《けんたいかん》など）から始まり、肺炎症状（せき、たん）、重度の呼吸困難といった形で重症化していきます。

初期の風邪症状は、漢方薬の最も得意とする分野です。肺炎症状のせきやたんにも、有効な漢方薬が揃っています。

もっと言えば、新型コロナウイルス感染症の死因となる血栓症、サイトカインストーム（免疫暴走）を防ぐうえでも、漢方薬は大いに役立ってくれるのです（第3章）。

本来、こうした感染後の治療は、病院で行われるべきものです。

しかし、コロナ禍においては、感染者数が急増するたびに、保健所や医療機関がパンクし、治療の必要な患者さんが、ホテルや自宅での待機を余儀なくされるケースが少なくありません。

これは非常に大きな問題です。新型コロナウイルス感染症は、命に関わる病気だからです。

一見、軽い症状に見えても、急速に悪化する例が多く、これがこの病気の恐ろしいところでもあります。

それなのに、前記の疑わしい症状が発現しても、近所のクリニックへ気軽に駆け込むことはできない。保健所に電話してもつながらない。

それどころか、変異株がすごい勢いで広がると、中等症のうちで酸素吸入を必要としない人は、入院はおろか、ホテル療養もできずに、基本的に自宅療養という、ほとんど放ったらかしと同じ状況に置かれてしまいます。

何の武器も持たないまま、弾が飛び交う戦場の真っ只中に、ひとり取り残されたようなものです。もし、自分や自分の身近な人が、そのような状況に置かれたら、どれほど不安なことでしょう。

こんなとき、手元に漢方薬があれば、最強の武器になります。

実際に、ホテル療養となった人に対し、私が漢方薬で治療した例を第4章で紹介しています。

以上のように、新型コロナウイルス感染症に対し、漢方薬は多方面から効果を発揮します。これほど使える薬があるのに、一般の人たちにほとんど知られていないというのが実情です。

それはほかでもない、漢方に精通した医師たちが、一般の人に向けて、漢方薬の効果を積極的に発信してこなかったことが、大きな原因の一つです。

漢方に通じている医師の間では、急性の感染症に漢方薬を処方するのは、ごく当たり前のことだからです。

漢方薬も、西洋薬と同じ保険適応の〝薬〟です。せっかく使える有効な薬が存在するのに、一般に広く普及しない状況を、私はずっと歯がゆく感じてきました。

その意味で、今回、本書の上梓《じょうし》ができたことを、本当に嬉しく思います。

長引くコロナ禍で、不安な日々を送っている方たちにとって、本書の内容が少しでも役に立つことを願っております。

新型コロナと速効！漢方

目次

第2章 漢方薬は急性ウイルス性感染症の特効薬

第3章 漢方効果の秘密は「抗炎症作用」

第4章 ＰＣＲ陽性者が自宅療養で使える漢方処方

第5章 基礎疾患対策と、免疫力を高める漢方処方

第6章 こんな場面で、漢方薬は大いに役立つ

編集協力／小林みゆき
コーエン企画
本文DTP・図版作成／エヌケイクルー

※本書で紹介する漢方薬の処方例は科学的な研究にもとづいたものですが、万が一、服用していて体調に異変を感じることがありましたら、すぐにかかりつけの医師か薬剤師に相談してください。

第1章

新型コロナで漢方薬を上手に使うための「Q＆A」

コロナ禍で役に立つ漢方薬の効用についてのお話を始める前に、「漢方薬を飲むのは初めて」「本当に効くのか、ちょっと不安」という方のために、そもそも漢方薬とはどのような薬で、どうやって手に入れたらいいのか、そんな素朴な疑問にお答えすることにしましょう。

Q1　漢方薬が新型コロナに有効って本当?

「はじめに」でも述べたように、もともと漢方薬は感染症のパンデミックを抑え込む薬として生み出されました。だから、もちろん新型コロナ感染症にも有効です。さらに、漢方薬は多くの場合、急性の感染症に対応できるように、その効果は速効で得られます。

　身近な症状を例にあげると、ふくらはぎがギューッとつって思わず大声が出てしまう「こむらがえり」という症状があります。この症状が起こったとき、芍薬甘草湯《しゃくやくかんぞうとう》という漢方薬を飲むと、5分程度ですっと症状が消えます。

これは「芍薬甘草湯が5分でこむらがえりを治す」のではなく、「こむらがえりを起こした人が芍薬甘草湯を飲むと、自力でふくらはぎの筋肉を緩めることが短時間でできるようになる」というのが正解です。

実際に、こむらがえりを起こしていない人が、芍薬甘草湯を飲んでも何も起こりません。漢方薬は、患者さんの身体の変調に呼応したときだけ、薬としての効果を発揮するのです。

Q2　漢方薬はどこで、どのように手に入れたらいいでしょうか？

医療機関を受診して、医師に処方箋を書いてもらうのが、最も手っ取り早い方法です。それが面倒という方は、大規模店舗チェーンを持つ薬局（ドラッグストア）であれば、本書で紹介している漢方薬はほとんど購入できます。

その際には、全ての薬局には薬剤師が常駐していますので、必ず症状と用途を伝え、服薬の注意点について説明を受けてください。また、ネット通販でもほとんどの漢方薬は誰でも購入することができます。

薬の価格については、次のQ3を参考にしてください。

Q3　漢方薬は値段が高い、というイメージがありますが？

本書で取り上げた漢方薬は、ほとんど保険収載されています。ですから、薬局・薬店で購入するよりも、医療機関で処方してもらったほうが負担は軽くなります。医師の処方箋なしに薬局で購入するときは保険が利きませんので、処方箋で入手するときに比べて、平均3倍以上の価格になります。

漢方薬の1日分の薬価は平均89円ですので、保険が3割負担の場合には薬価だけで26円あまり、1割負担だと9円足らずで処方してもらえます。

ただし、本文中で「第2類医薬品」「第3類医薬品」と表示した薬は、保険が利かないので、全額自己負担となります。

Q4 新型コロナの予防に漢方薬を使用するときも、医療機関で処方してもらえますか？

保険診療では、予防に対して薬を処方することはできません。ですから、医療機関へ行って「予防のために漢方薬を処方してください」と言っても、確実に断られます。

何らかの症状がある人は、受診した際に症状を伝えるようにしましょう。たとえば、新型コロナウイルス感染症予防の主役である補中益気湯《ほちゅうえっきとう》は、倦怠感、食欲不振、病後の体力増強、胃下垂に対して、保険適応となっています。それらの症状に該当する場合は、保険診療での処方が可能です。

一方、単に予防のために服用したい場合は、自由診療（全額自己負担）で漢方の診療を行っている医師のいる医療機関へ行くか、あるいは、薬局・薬店で全額自己負担で購入する必要があります。

Q５　漢方に詳しい医師は、どうやって探せばいいですか？

漢方薬を処方する医師は、自身が所属する医療機関のホームページに、漢方外来、漢方内科といった記載をすることが多いので、インターネットで近くの医療機関のホームページを検索してみるのも一手です。また、漢方薬を処方する医師を探す「漢方のお医者さん探し」というサイトもありますので参考にしてください。

Q６　普段は漢方薬を出してない医師に漢方薬を処方してもらうときは、どのようにお願いすればいいでしょうか？

これは難しい質問です。プライドの高い人種である医師でも、こう言えば漢方薬を処方したくなるような「決めゼリフ」は、残念ながらありません。ここは、Q５で紹介している「漢方のお医者さん探し」というサイトを利用して、漢方薬を扱っている医療機関を探して、そこで処方してもらうのが最適です。

Q7　漢方薬に副作用はないのですか？

漢方薬も薬ですので、副作用はあります。ただし、西洋薬のような激烈な副作用はほとんどありません。副作用の起こる頻度も、西洋薬より格段に少ないのも事実です。重大ではないものの、頻度が非常に多い副作用に、偽《ぎ》アルドステロン症という薬物性低カリウム血症があります。

甘草《かんぞう》が材料になっている約4分の3の漢方薬で起こりうる副作用です。

昔は、材料として甘草をたくさん使用すると発生頻度が高くなると言われていました。しかし、これは誤りで、偽アルドステロン症になるかどうかは、単に患者さんと漢方薬の相性によります。ですから、飲んでみなければわかりません。

病院で長期に投与するときには、少なくとも3ヶ月に1回は血清カリウム値の測定を行っています。もちろん、その間でも、それらしい自覚症状（むくみ、脱力感など）

が出たらその時点で血清カリウム値を測定します。カリウム値が下がったら、すぐに漢方薬をやめるのではなく、カリウム製剤や、カリウム保持性利尿剤・スピロノラクトンを飲んで、カリウム値が下がらなくなれば、漢方薬を継続しても大丈夫です。

次によくある副作用が、肝機能障害です。ＡＳＴ、ＡＬＴ、γ《ガンマ》－ＧＴＰなどが高値になりますが、１００を超すことは稀ですので、すぐに漢方薬を中止するほどのことはありません。

いずれにせよ、１ヶ月以上にわたって漢方薬を服用する場合は、事前に医師や薬剤師によく相談をしてから服用するようにしましょう。

Q８　ワクチン接種の前後に服用しても問題ないですか？

新型コロナウイルスワクチンを接種する際、問題になるのは、過去に薬でアナフィラキシー（アレルギーの原因物質などが体内に入ることで、複数の臓器や全身にアレルギー症状が表れ、命に危険が生じる過敏な反応）を起こしたことがあるかどうかです。漢方薬を飲んでいる人が、ワクチン接種を受けても何の問題もありません。

Q9　自宅療養中に、肺炎や血栓の予防に役立つ漢方薬を個人的に購入して、重症化予防のために飲んでも大丈夫ですか？

このような重症化の可能性がある場合には、自己判断は危険ですので、必ずかかりつけの医療機関に相談してください。

Q10　無症状や軽症の人が、自分の判断で漢方薬を薬局で買って服用したりする場合、何に気をつけたらいいでしょうか？

無症状や軽症の場合には、漢方薬の効果が実感しにくいと思います。この場合は、漢方薬は治療というよりは、悪化予防の目的で飲むのですから、まず1週間はきっちり飲んでください。体調が変わらなければ服薬をストップしてもかまいませんが、不安があればさらにもう1週間飲みましょう。

Q11 医療用漢方薬を市販の漢方薬で代用する場合、成分量の違いが気になるのですが？

医療用漢方薬と薬局で市販されている漢方薬とでは、成分量が違っていたりします。また、市販の漢方薬も、製品によって成分量にばらつきがあります。ここで大事なのは、西洋薬はほとんどの場合、量が多くなるに比例して効果も強くなりますが、この原則は漢方薬には当てはまらないということです。

漢方薬はあくまでも、それを飲む人の体内で起こる反応ですので、成分量の多い少ないにとらわれることなく、薬剤師の指導に従って決められた服用量を守って飲んでください。漢方薬は、多く飲めばその分だけ効果が強くなるクスリではありません。

ちなみに、市販されている「第2類医薬品」の漢方薬とは、みなさんが薬局で購入できる一般用医薬品の中で、副作用、相互作用などの項目で安全性上、注意を要するものを言います。薬剤師などからの情報提供は努力義務となっています。また、その中で、より注意を要するものは「指定第2類医薬品」となっています。

「第3類医薬品」は、同じく一般用医薬品で、薬剤師などからの情報提供の義務はない医薬品です。

本書では、医師から処方される「医療用漢方薬」を優先して、処方例として紹介しています。市販されている「第2類医薬品」「第3類医薬品」は、「医療用漢方薬」が入手できない場合に、「第2類医薬品」→「第3類医薬品」の順で代用するようにしてください。

Q12　漢方薬はいつ服用するといいのでしょうか？

漢方薬は決められた量であれば、いつ服用してもかまいません。以前は、食べ物の成分と漢方薬の成分が吸収段階で競合するので、食後は避けて、食前または食間の服用が推奨されていました。しかし、漢方薬の微量成分は広々とした消化管全体で吸収されますので、総吸収量には差がないことがわかってきました。

そのため、服用できるときに服用してかまいません。

Q13　漢方薬と西洋薬の併用は可能ですか？

漢方薬は、ほとんどの西洋薬と併用が可能です。

ただし、禁忌《きんき》（使ってはいけない）となっている組み合わせが1つあります。それは、インターフェロン製剤と小柴胡湯《しょうさいことう》の併用です。

併用しますと、間質性肺炎という、ときに重篤《じゅうとく》な病気になる場合があります。しかし、現在は肝炎の治療にインターフェロンは全く使われなくなりましたので、この副作用は理論的には起こり得ますが、実際に起こることはありません。

また、併用注意になっている組み合わせも2つあります。

1つは、「麻黄《まおう》」という生薬《しょうやく》が材料に入っている漢方薬と、麻黄含有製剤、エフェドリン類含有製剤、MAO阻害剤、甲状腺製剤、カテコールアミン製剤、キサンチン系製剤の併用です。虚血性心疾患や狭心症の既往がある人だけは注意が必要ですが、短期の服用で、心筋梗塞や狭心症発作が起こることは非常に稀です。

もう1つは、「甘草《かんぞう》」という生薬が材料に入っている漢方薬と、甘草含有製剤、グリチルリチン酸およびその塩類を含有する製剤、ループ系利尿剤、チアジド系利尿剤の組み合わせです。

いずれにしても、ここでいう「併用注意」とは、患者さんが注意しなさいということではなく、医師が注意しなさいという意味です。医師はこの点が頭に入っていますので、医師の処方にもとづいて服用しているのであれば、ご心配にはおよびません。

現在、西洋薬を飲んでいる方が市販の漢方薬を購入する場合には、必ず薬剤師に相談のうえで、服用するようにしましょう。

Q14　なぜ、もっと医療現場で漢方薬が使われないのですか？

東洋医学界は、漢方薬の原料である生薬には興味がありましたが、漢方薬が薬理学的、および科学的にどのような構造の薬であり、どのような仕組みで効果を表しているのかという、漢方薬に興味のない医師が最も知りたいことに答えてきませんでした。また、これを解明する手段も持っていませんでした。

その結果、科学的に説明できないということは、漢方薬そのものがインチキくさいと思われたので、処方に二の足を踏む医師がほとんどという状況になりました。

これは当然のことであり、漢方薬が使われないのは、基本的に東洋医学界の責任だと思います。

そこで、私たちは2012年に『サイエンス漢方処方研究会』を設立しました。東洋医学に関心のない医師たちも納得するように、漢方薬がどのようなもので、どのように効いているのかを科学的に解明しようと考えて活動しています。

『サイエンス漢方処方研究会』は、今、会員数が400人近くになり、日本東洋医学会にも認知されるまでになりました。今後、さらに研鑽《けんさん》を続けて、科学的なベースで、漢方薬の一層の普及に尽力する所存です。

第2章

漢方薬は急性ウイルス性感染症の特効薬

新型コロナウイルスから身を守るには

人類の歴史において、感染症のパンデミックは、これまで幾度となく繰り返されてきました。そのたびに、人類の存亡が脅かされ、歴史を変える大きな転換点にもなってきました。

２０１９年12月、中国・武漢で発生した新型コロナウイルス感染症のパンデミックも、人類の歴史における忘れられないターニングポイントとなることでしょう。

じつは同じ時期に、イタリアやフランス、アメリカでも、新型コロナウイルスの抗体（病原体から身体を守るために作られる物質）が見つかっていました。本当はもっと前から、世界中に新型コロナウイルスが広がっていたのかもしれません。

いずれにしても、新型コロナウイルスは、毎年流行するインフルエンザウイルスとは比べものにならないほどの打撃を世界中に与え、私たちの生活は激変しました。

１年半を過ぎてなお、幾度となく流行の波が押し寄せ、各地で再燃を繰り返しています。

むやみに不安をあおるつもりはありませんが、決定的な治療薬（抗ウイルス薬）が普及しない限り、とにかく感染しないように、一人ひとりが自分の身を守ることが先決です。

不活化ワクチンの弱点

新型コロナウイルス感染症の予防策としては、当初より「手洗い」「三密の回避」、そして飛沫を飛ばさないための「マスクの着用」が、日本では半ば義務付けられています。

しかし、これらは言ってみれば〝消極的な守り〟の対策です。

もちろん、そうした対策も必要ですが、「もっと積極的にウイルスの感染をはねのける方法はないのか」と、もどかしく思っている人が多いことでしょう。

新型コロナウイルスに対する積極的な予防法としては、まず、みなさんもよくご存じのワクチンがあります。

従来、ワクチンは、２つのタイプが主流でした。

１つは、病原体となるウイルスや細菌の毒性を弱めて病原性をなくしたものを原材料として作られる「生ワクチン」。もう1つは、病原体となるウイルスや細菌の感染する能力を失わせた（不活化、殺菌）ものを原材料として作られる「不活化ワクチン」です。

中国製の新型コロナウイルスワクチンは、不活化ワクチンです。

ただし、不活化ワクチンには、いくつか弱点があります。まず、原材料であるウイルスが大きく変異したときには、そのつど作り直す必要があります。

また、液性免疫（B細胞が抗体を作り出す免疫反応→第3章参照）しか誘導できないので、有効率はせいぜい60％程度。重症化を防ぐのが精一杯で、感染そのものは防げません。

ファイザー社製とモデルナ社製のワクチンの特徴

一方、日本で今、接種が進められている、ファイザー社製とモデルナ社製のワクチンは、「ｍＲＮＡ《エムアールエヌエー》（メッセンジャーＲＮＡ）ワクチン」と呼ばれるものです。

では、ｍＲＮＡワクチンとはどのようなものなのでしょうか。

そもそも、ｍＲＮＡには、たんぱく質の設計図となる遺伝子ＤＮＡの遺伝情報を細胞の核の中で写し取って（転写と言います）、たんぱく質の合成場所であるリボゾームに伝える働きがあります。

このｍＲＮＡをワクチンとして使用するのが、ｍＲＮＡワクチンで、人工的に自由な設計ができ、従来のワクチンに比べて大量生産が容易です。

ウイルスに大幅な変異が起こったとしても、新しいワクチンを短期間で作ることができます。

しかし、ｍＲＮＡは、不安定で分解されやすいため、非常に細かい脂質ナノ粒子などに封入して投与しなくてはなりません。

擬似的なウイルス感染を体内で生じさせますので、液性免疫だけでなく細胞性免疫（樹状《じゅじょう》細胞やT細胞などの免疫細胞が直接働く免疫反応。第3章参照）も誘導できる結果、感染そのものを防ぐことができます。

そうした、いわば〝安全な疑似ウイルス〟を接種することにより、身体に備わっている病気と戦う力、すなわち「免疫力」を高め、本物のウイルスが侵入してきたときに、速効で退治できるようにするのが、ワクチン接種の本来の目的です。

病気は化学薬品や手術で治すもの、と思っている現代人は、身体に備わっている免疫力を軽視しがちです。

しかし実際には、免疫のパワーは絶大です。

たとえば、紀元前の昔から〝死に至る病〟として恐れられてきたウイルス感染症の一つである天然痘《てんねんとう》が、ワクチンの開発・普及による免疫力の向上で、地球上から撲滅できたことはよく知られています。

新型コロナ治療薬が完成しても安心できない

ならば、新型コロナウイルスも、ワクチンで撲滅できるのかというと、残念ながらそれは難しいでしょう。天然痘ウイルスと新型コロナウイルスでは、ウイルスのタイプが異なるからです。

天然痘ウイルスは、比較的安定した遺伝情報を持つウイルス（2本の鎖からなるDNAウイルス）で、ほとんど変異をしません。そのため、1種類のワクチンで対応できました。

これに対して新型コロナウイルスは、不安定で変異しやすいウイルス（1本の鎖しかないRNAウイルス）なので、まるで忍者のように、その姿をどんどん変えていきます。

したがって、今使われているワクチンも、変異株が現れるたびに微調整が必要になります。新型コロナウイルスに対して、複数のタイプのワクチンが開発されているのはそのためです。

現在、日本で使用されている個々のワクチンの効能は、急きょ作られたにもかかわらず、どれも大変優れています。

ファイザー社製の「mRNAワクチン」は、大規模な臨床試験により、新型コロナウイルスの発症を95%抑えるという高い効果が示されました。

また、ファイザー社製とアストラゼネカ社製のワクチンを2回接種した人の入院回避効果（入院をせずに済んだ比率）は、新しい変異種のデルタ株に対してでも、ファイザー社製で96%、アストラゼネカ社製で92%あることもわかっています。

ですが、今後も新型コロナウイルスが変異を繰り返すことを考えると、現段階では手放しで喜べない状況です。

ワクチンだけでなく、治療薬も同じです。決定的な治療薬が開発されたとしても、ウイルスが変異すれば、これもまた新たな治療薬が必要になり、イタチごっこが続くことになります。

漢方薬はウイルスの変異にも柔軟に対応

「じゃあ、ずっと新型コロナに怯《おび》えながら、いつまでも巣ごもり生活が続くの？」

そんな不安を払拭する、もう一つの積極的な予防策が、漢方薬です。

漢方薬も、ワクチンと同じように、病原体そのものを攻撃するのではなく、身体に備わっているウイルスに対する免疫力を高める作用があります。

しかし、ワクチンと大きく異なるのは、漢方薬はウイルスのタイプに関係なく効果を発揮するところです。

ワクチンは、前記したように特定のウイルスを安全な形で接種することにより、身体（免疫細胞）にその情報を記憶させ、再び同じウイルスが侵入してきたときに、すぐに排除できる力をつけることで、予防効果を発揮します。

これに対して漢方薬は、身体の免疫機能にダイレクトに働きかけて、どのようなウイルスが侵入してきても、身体に本来備わっているウイルスを排除できる力を発揮できるようにする働きがあります。

西洋医学が主流の現代では、ウイルスのような敵がいたら、薬で攻撃して殲滅《せんめつ》すればいいという、怪獣映画のような考え方になりがちです。

しかし、ウイルスと戦う主人公は、あくまで私たち自身です。私たち自身の身体が強くなければ、いくら攻撃性の強い西洋薬が開発されても、戦いを勝ち抜くことはできません。

漢方薬は、敵と十分に戦える力を、私たちにもたらしてくれます。

漢方薬はもともとパンデミック対策から生まれた

感染症のパンデミックが、これまでの人類の歴史における大きな転換点になってきました。

じつは、漢方の世界も例外ではありません。漢方は、感染症パンデミックを機に発展し、その結晶とも言える後世に残る偉大な医学書が誕生しました。

漢方は、もともと中国の伝統医学（中医学）をルーツとしていますが、その中国で、約1800年前、感染症の脅威を目の当たりにした医師・張仲景《ちょうちゅうけい》（150～219）らが、漢方薬の初めての〝感染症治療マニュアル〟を編纂《へんさん》したのです。

それが『傷寒論《しょうかんろん》』です。

（図表2-1）『傷寒論1巻』

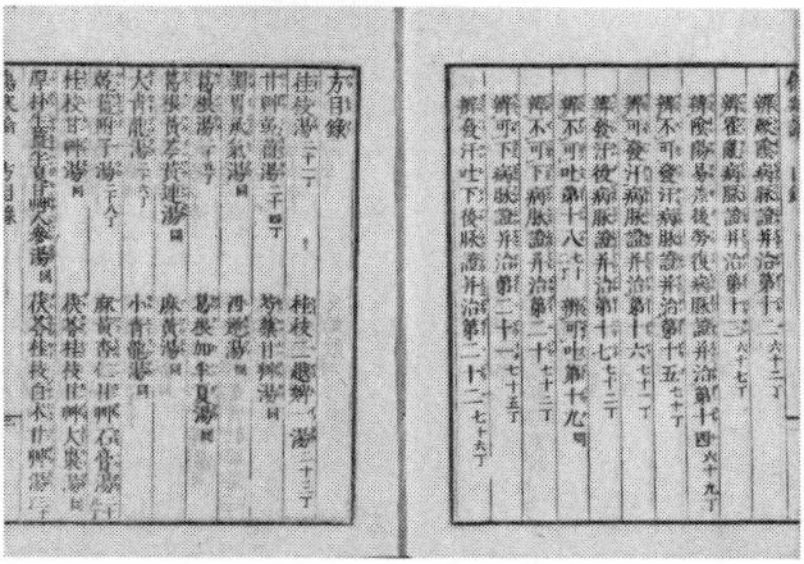

漢張仲景撰［他］（永田調兵衛等刊，天保10序）
国立国会図書館デジタルコレクション

『傷寒論』の内容については次項で述べますが、張仲景が経験した感染症は、チフス、インフルエンザ、マラリアのような感染症だったのではないかと考えられています。

その惨状について、『傷寒論』の序文で、張仲景自身が次のように記しています。

「わが一族は、以前は二百余名もいたが、建安元年（西暦196年）から十年足らずの間に三分の二が死亡した。このうち傷寒病（急性熱性疾患）で死んだ者が七割を占めている」

そして、この経験が、『傷寒論』を編纂する大きな原動力になったことは、次の一文でわかります。

「……そこで一大決心をし、発奮努力して、古人の経験や教訓を鋭意研究し、多くの医師や民間の薬方を広範に収集し、古典や文献を参考とし、あわせて脈象《みゃくしょう》（脈を診て病態を調べること）を診察し、症候を弁別してこの傷寒雑病論を書き上げた」

張仲景にとって、感染症パンデミックは大変つらい出来事でしたが、その結果として作成された『傷寒論』は、現代に至るまで多くの人を救ってきました。

１８００年前の漢方処方が現代の感染症に有効

『傷寒論』は、約１８００年も前に作られたものですが、現在の漢方でも、急性感染症に対する漢方処方のバイブルとして重用されています。

張仲景の時代は、現代のかぜ症候群といわれる普通の風邪でも、一両日中に快方に向かわなければ、あっという間にこじれて肺炎に至り、短期間で死に至ることも珍しくなかったと考えられます。

そのため、『傷寒論』には、風邪をできるだけ初期の段階で治すために、いろいろな病態に応じた多彩な漢方薬の処方が用意されています。

新型コロナウイルス感染症も、広い意味では〝風邪〟の一種ですから（ただし、その感染力、死亡リスクは風邪の比ではありません）、これがとても役に立ちます。

実際に、第4章以降で紹介する、新型コロナウイルス感染症の諸症状に対する漢方処方は、基本的に『傷寒論』に則っています。

「そんな大昔の本に載っている薬で、現在、猛威をふるっている新型コロナに対抗できるの？」

と、心配になる人もいるかもしれません。

気持ちはよくわかります。

私も西洋医学の医師ですから、西洋医学一本で診療を行っていた頃は、漢方薬なんて古臭い過去のクスリだと思っていました。

私自身の専門は、消化器外科、肝臓移植外科です。北海道大学医学部を卒業後、オーストラリアで肝臓移植の実験や臨床に携わりました。そして帰国後、本格的に漢方治療を学ぶうちに、必ずしも新しい医学のほうが優れているとは限らないことに気づいたのです。

感染症に限っても、西洋医学は、細菌・真菌の感染症に対しては、抗菌薬・抗真菌薬といった強力な武器を持っています。これは感染症治療の歴史において、革命的な大発見です。

一方で、ウイルスに対しては、ワクチンの予防効果を除けば、『傷寒論』の時代と比べて、対処法が進歩したとは言い難い面があります。

西洋薬と漢方薬の違いは、あらためて述べます。

漢方の素晴らしさを知っていただくために、もう少しだけ『傷寒論』のお話をしておきましょう。

漢方理論による感染症発生のしくみ

張仲景の時代には、感染症の原因である細菌やウイルスの存在は知られていませんでした。

しかし、『傷寒論』の中では、感染症の発生するしくみとして、身体の表面から身体内部に〝病邪《びょうじゃ》（病気の原因となるもの）〟が侵入し、徐々に身体の内部を侵していくと説明されており、西洋医学の考え方ともおおむね一致しています。

加えて、『傷寒論』の内容はとても明解です。一つひとつの漢方薬について、次のような内容が記載されています。

・どのような症状に使用するか
・漢方薬を飲んだあとはどのようになるのか
・もし、診断を誤って、間違った漢方薬を投与したら、どのような困ったことが起こ

呉茱萸湯	ごしゅゆとう	片頭痛
麻子仁丸	ましにんがん	便秘
梔子柏皮湯	ししはくひとう	皮膚疾患、かゆみ
桂枝加芍薬湯	けいしかしゃくやくとう	腹痛、排便異常
麻黄附子細辛湯	まおうぶしさいしんとう	冷える風邪
桔梗湯	ききょうとう	咽頭炎《いんとうえん》
当帰四逆加呉茱萸生姜湯	とうきしぎゃくかごしゅゆしょうきょうとう	冷え症

るのか

・トラブルの際の対処法

漢方の書物にありがちな、面倒な漢方理論などは書かれていません。

また『傷寒論』では、病名や症状別ではなく、漢方薬名を項目にして記載されています。つまり、「この病気にはこの漢方薬を」ではなく、「この漢方薬はこの症状に」となっていて、漢方薬辞典のようなイメージです。

『傷寒論』に載っている新型コロナの治療に使用できる漢方薬と、その主なターゲット（症状）は、図表2－2のとおりです。これらの薬は現代でも通用します。1800年も前から、ここまで細かくターゲットが明らかになっていた事実に驚きます。

（図表 2-2）『傷寒論』に載っている
新型コロナの諸症状に効く漢方薬

漢方薬名	読み方	主なターゲット（症状）
桂枝湯	けいしとう	軽い風邪
桂枝加葛根湯	けいしかかっこんとう	肩こり
桂枝加厚朴杏仁湯	けいしかこうぼくきょうにんとう	長引くせき
桂麻各半湯	けいまかくはんとう	風邪の初期
白虎加人参湯	びゃっこかにんじんとう	口渇《こうかつ》のある熱病
芍薬甘草湯	しゃくやくかんぞうとう	筋の痙攣《けいれん》性《せい》疼痛《とうつう》
葛根湯	かっこんとう	うなじや背中が強《こわ》ばる熱性疾患の初期
麻黄湯	まおうとう	発熱のある風邪の初期
小柴胡湯	しょうさいことう	肺炎
大青竜湯	だいせいりゅうとう	インフルエンザの初期
小青竜湯	しょうせいりゅうとう	アレルギー性鼻炎・気管支炎
麻杏甘石湯	まきょうかんせきとう	せき
五苓散	ごれいさん	水代謝異常
真武湯	しんぶとう	代謝機能低下
四逆散	しぎゃくさん	精神不安
小建中湯	しょうけんちゅうとう	小児虚弱体質
柴胡桂枝湯	さいこけいしとう	呼吸器疾患の回復期
半夏瀉心湯	はんげしゃしんとう	発酵性下痢
桂枝人参湯	けいしにんじんとう	ウイルス性胃腸炎
炙甘草湯	しゃかんぞうとう	動悸、息切れ
大承気湯	だいじょうきとう	便秘
猪苓湯	ちょれいとう	軽い膀胱炎
茵蔯蒿湯	いんちんこうとう	肝疾患

西洋薬は融通の利かないロボット？

では、西洋薬と漢方薬は、「いったい何が違うの？」という点について説明しましょう。

本格的に説明すると、一冊の本ができるくらい難しい話になりますので、わかりやすく簡潔にお話しします。

西洋薬はすべて工場で作られており、おおよそ1種類の化学物質からできています。西洋薬を服用すると、この1種類の化学物質が、身体の中の特定の作用点をドーンと押し、特定の症状を改善に導くことから、薬としての切れ味は鋭く、常に同じ効果が得られるのが特徴です。

ときに「3分診療」と揶揄《やゆ》されるような、忙しい医療現場で使用するには、とても重宝な薬と言えます。

ただし、服用する患者さんが、どのような病気を持っていて、どのような体質であるか、といった事情にはおかまいなしに、同じ効果が表れるのが難点です。

たとえば、血圧を下げる薬（降圧薬）は、血圧が高くない人が服用しても、同じように血圧を下げます。

ですから、血圧の低い患者さんに、間違って降圧薬を投与したりすると、危険なくらい血圧が下がって、医療事故につながることもあります。

つまり、西洋薬は、ロボットのような感じで、決められたことはしっかり遂行する一方、臨機応変に〝さじ加減〟をする柔軟性は備わっていません。

そのため、医師は絶えず細心の注意を払って処方箋を書き、それを受け取った薬剤師は、処方内容に不合理な点がないかどうか、細心の注意を払って点検し、患者さんに処方薬を渡しています。

自分で治すのを助けるのが漢方

これに対して漢方薬は、人情味あふれる下町の応援団のようなイメージです。

西洋薬と違って、漢方薬は複数の「生薬《しょうやく》」を組み合わせて作られます。

生薬の原料は主に植物で、本来はそれらを煮詰めて濾《こ》し、そのまま飲んだり、練って丸薬《がんやく》にしたりします。

しかし現代では、煎じた液をフリーズドライして、顆粒《かりゅう》、粉薬、錠剤、カプセルの形にしたエキス剤を使うのが主流です。

ちなみに、漢方薬名の最後に「～湯《とう》」、「～散《さん》」、「～丸《がん》」とありますが、これらは順に、生薬を煎じた薬、粉末状にした薬、練り合わせて粒状にした薬を意味します。

いずれの場合も、できあがった漢方薬の中には、もはや原料の生薬は影も形もありません。

そこにあるのは、なんと数千種類の微量の化学物質の集合体であることがわかっています。これは英国のオックスフォード大学のデニス・ノーブル教授と、株式会社ツムラの共同研究で明らかにされました。

一つひとつの化学物質は、ごく微量なので、化学物質単体では、西洋薬のようなはっきりとした作用を示しません。

ところが、**その集合体である漢方薬を飲むと、微量の化学物質が体内のそれぞれ特有の数千ヶ所の作用点をほんとに軽くサッと刺激し、身体の変調を正す**ような変化をもたらします。

すなわち、感染症のような身体に起こっている変調を、自分自身で治す反応が、漢方薬の刺激によって導き出されるのです。

漢方薬の効果は、服用した人が自力で病気を治せるようにサポートするものですから、その人に応じた柔軟な効果が得られます。かりに間違った漢方薬を飲んでも、単に効き目が表れないだけで、命に関わる心配はありません。

一方で、抗菌薬（西洋薬）のように、敵をダイレクトに倒す力はないですし、骨折のような物理的な障害を治すことも困難です。

ですから、西洋薬と漢方薬の、どちらが優れているということではなく、西洋医学と漢方薬の〝二刀流〟で挑めば、まさに鬼に金棒。新型コロナウイルスのパンデミックとの戦いが、断然有利になるのです。

敵をピンポイントで攻撃する西洋薬がウルトラマンだとするならば、漢方薬は身体をしっかり支えるアトラス（ギリシャ神話に登場する巨人の神。両腕と頭で蒼穹《そうきゅう》〈天空〉を支えていると言われている）のような存在です。

アトラス

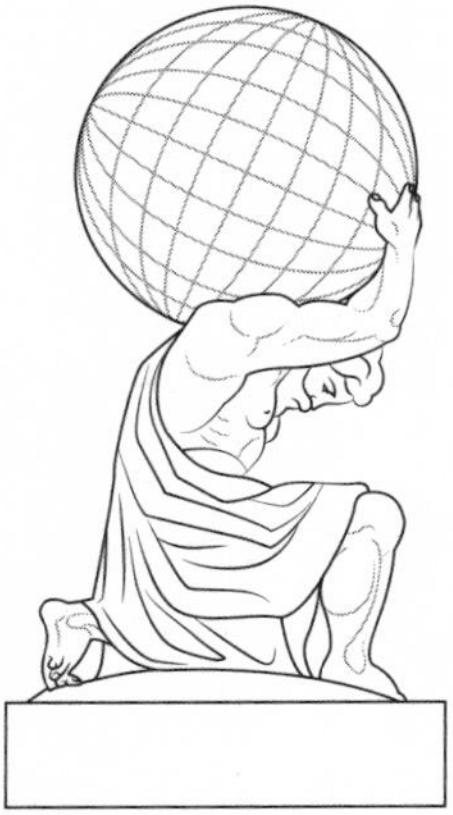

天空を支えるアトラスは
漢方薬のイメージそのもの

　この2つを適材適所で効果的に使い分ける。こうした戦略が、新型コロナウイルスとの戦いで最後に勝利するためには必須です。

　ただし、現段階ではウルトラマンは存在せず、ワクチンの効果も変異株の増加で心もとないことから、アトラス役の漢方薬こそ、新型コロナウイルス感染症を収束させるキーマンと言えるのです。

第3章

漢方効果の秘密は「抗炎症作用」

「抗炎症作用」こそ、漢方薬の真骨頂

新型コロナウイルス感染症に対して、漢方薬がどのようなしくみで効果を発揮するのか。さっそく核心の部分に入っていきましょう。

新型コロナウイルスに限らず、ウイルスや細菌などの病原体が感染すると、体内では必ず「炎症」が起こります。

漢方薬は、基本的にこの炎症を抑える働きがあります。

すべての漢方薬を「抗炎症薬」と表現するのは言い過ぎですが、少なくとも新型コロナウイルス感染症のような、急性期の病気に使われる漢方薬は、抗炎症薬と言い切っていいと思います。

じつは、この抗炎症作用こそ、漢方薬の真骨頂《しんこっちょう》とも言うべき働きです。

まずは「炎症」とは何でしょう。一般によく使われる言葉ですが、意外にその実態は知られていません。

症状の面から見ると、「炎症の4徴候」と言われるものがあります。

4徴候とは、「腫《は》れる（腫脹《しゅちょう》）」「痛い（疼痛《とうつう》）」「赤くなる（発赤《ほっせき》）」「熱を持つ（局所の熱感）」の4つを指し、これらの症状が揃っていたら、その部位で炎症が起こっていることを示します。

たとえば、皮膚にオデキができて、化膿《かのう》した場合を想像すると、わかりやすいでしょう。

また、足首を捻《ひね》ったり、虫に刺されたり、指を切ったりしたときに、前記の4徴候を体験したことのある人は多いと思います。

炎症は、病気やケガが生じたときに発生するため、悪いイメージがあるかもしれません。

しかし、本来は、健康を維持するうえで必須の反応です。炎症反応は、身体に侵入した細菌やウイルスなどの異物を排除しようとする際に起きるもので、身体に備わっている治す力を促す自然免疫反応だからです。

すなわち、前記の「4徴候」を出現させることにより、病気やケガの最初の段階で、身体が細菌やウイルスを撃退したり、外傷などで損傷した組織を修復したりするのを助けるのです。

「だとしたら、炎症を抑えてしまう漢方薬は、身体に悪いのでは？」

そう思いますよね。

じつは、炎症には、急性と慢性の2つがあり、ここにその答えがあります。

慢性炎症がいろいろな病気の引き金に

急性炎症は、前記したように、ウイルスなどの病原体の侵入や、組織の損傷に対して、最初に身体に起こる防御機能です。

もう少し具体的に言うと、身体を守る免疫システムが、病原体の侵入部位や組織の損傷部位に、白血球という兵隊を派遣して、治癒へ向かうプロセスを開始する短期的な反応と言えます。

この反応は、免疫のスイッチが入ってから、数分～数時間以内に起こります。

一方、免疫反応や急性炎症が起こった原因を、身体がすみやかに解決できないと、炎症が長期化します。これが慢性炎症です。

慢性炎症は、数週間から数ヶ月、またはそれ以上続くことがあります。その間、成長や生殖、たんぱく質の生産などに使われる栄養が、炎症反応を抑えるために優先的に利用されてしまいます。

結果として、身体の機能は多かれ少なかれ消耗するほか、長引く炎症反応によって組織が障害され、さまざまな病気の引き金となります。

つまり、身体を守るはずの炎症反応が、慢性化することにより、健康を損ねる重大リスクになります。問題は慢性炎症なのです。

こうしたやっかいな慢性炎症を予防・改善する抗炎症薬には、次のような働きが求められます。

・病原体に対する身体の抵抗力を上げる
・炎症反応が過剰になるのを防ぐ

・感染症や外傷によって損傷した組織の修復を促進する

西洋薬の「抗炎症薬」の限界

西洋薬の中で、抗炎症薬に分類されるものは大きく2つに分かれます。

1つは、「ステロイド系抗炎症薬（以下、ステロイド）」です。

ステロイドは、私たちの体内でも作られています。副腎皮質から分泌されている副腎皮質ホルモンがそうです。

一方、医薬品として使われているステロイドは、すべて工場で化学的に作られる合成品です。

その中の1つであるデキサメタゾン（商品名：デカドロン）は、新型コロナウイルス感染症の治療薬として、厚生労働省から認可されています。

もう1つの抗炎症薬は、「非ステロイド性抗炎症薬（NSAIDs《エヌセイズ》）」と呼ばれるものです。

ＮＳＡＩＤｓは、炎症を起こしたり、痛みを強くしたりする物質であるプロスタグランジン類の中でも、特にプロスタグランジンＥ２の合成を強く抑制して、痛みを鎮めたり、熱を下げたりして抗炎症作用を発揮します。

代表的なものとしては、昔からアスピリン（商品名：アスピリン、バファリン）がよく知られています。

ほかにも、ロキソプロフェンナトリウム（商品名：ロキソニン）、ジクロフェナクナトリウム（商品名：ボルタレン）、イブプロフェン（商品名：ブルフェン、イブ）、セレコキシブ（商品名：セレコックス）などがあります。

ちなみに、厚生労働省が、新型コロナウイルスワクチンの副反応対策として服用できる市販の解熱鎮痛剤として示したために、薬局で欠品が相次いだのがアセトアミノフェン（商品名：カロナール）です。これは痛みを和らげたり、熱を下げたりする作用を持っています。

しかし、その作用は弱く、抗炎症作用はほとんどないため、ＮＳＡＩＤｓには分類されません。

では、すべての炎症に対して、ステロイドとNSAIDsだけで対処できるのでしょうか。答えは「NO！」です。

ステロイドはよく効くがリスクも大きい

ステロイドは、確かに短期の大量使用であれば、炎症を速《すみ》やかに抑えることができます。私も臨床の現場ではよく使っています。

しかし、短期間で炎症が抑えられずに長期投与になると、ステロイドは免疫を強く抑制するため、感染症に対する防御機構（免疫力）が弱くなります。

それだけではなく、糖尿病の人に対しては、糖尿病を悪化させます。胃潰瘍を持っている人では、潰瘍を悪化させることもあります。

また、炎症を起こしている場所では、必ず微小循環障害を伴っていますが、ステロイドはこの微小循環を悪くする作用を持っています。

微小循環とは、体の隅々まで延びている毛細血管の血流のことです。

心臓から送り出された血液は、太い動脈を通って、そのあと中・小・細動脈を通過し、末梢の毛細血管へ入っていきます。

その途中で、各組織の細胞に栄養と酸素を届け、同時に細胞から老廃物を受け取り、静脈へ入って、再び心臓に戻ります。

ですから、微小循環が悪くなると、末梢の組織に十分な栄養と酸素が届かなくなるほか、結果的に動脈の流れも悪くなり、全身にさまざまなトラブルが生じてきます。

つまり、ステロイドを使用すると、いいことよりも、困ったことのほうが多く発生してしまうというわけです。

一方のＮＳＡＩＤｓは、短時間で痛みを取ったり、熱を下げたりできますから、患者さんにとっても、医師にとっても、ありがたい薬です。

しかし、炎症全体で見ますと、炎症の根っこのところには効いておらず、差し当たりの応急手当ての域を出ません。

さらに、２週間以上使いますと、胃の粘膜に障害を起こしたり、血液の流れを悪くして、脳梗塞や心筋梗塞が起こりやすくなったりします。

このように、ステロイドとNSAIDsは、高い効果が得られる半面、ある程度のリスクを伴うことは避けられないのが実情です。

漢方薬の抗炎症作用① 「免疫」を迅速に立ち上げる

では、漢方薬はどのようにして抗炎症作用を示すのでしょう。

これを説明するには、まず身体に備わっている「免疫」のしくみを知っていただく必要があります。

免疫というのは、身体の中にある〝軍隊〟のようなものです。免疫軍の中には、白血球と呼ばれる兵隊がたくさん存在し、それぞれ配置された部隊によって役割が異なります。

たとえば、身体の外から、細菌やウイルスなどの病原体が体内に侵入しようとしたとき、最初に出動するのは「樹状細胞」です。

樹状細胞は、非常に鋭敏な病原体センサー(トル様受容体《ようじゅようたい》)を持っていて、いち早く敵の侵入をキャッチし、敵が来たぞーっというサインを出します。これを専門用語で「抗原提示《こうげんていじ》」と言います。

このサインを、免疫の主力部隊の兵士であるT細胞の系統が読み取り、自ら活性化するとともに、身体中に「サイトカイン」と呼ばれる情報伝達物質を飛ばします。サイトカインは、地震が迫っているときにスマートフォンに届く、緊急地震速報のような警告メールだと思ってください。

このメールを今度は、もう1つの主力部隊の兵士であるB細胞が受け取り、「IgG抗体」という強力な迎撃ミサイルを作り始めます。しかし、職人気質のB細胞が〝匠《たくみ》の技〟で作り出すため、IgG抗体ミサイルが発射されるまでには残念ながら一定の時間がかかります。

その間に活躍するのが、キラーT細胞という〝殺し屋〟のような名前のT細胞です。キラーT細胞は、やや乱暴者ですが、仕事の速さは超特急です。ウイルスに侵された細胞を見つけると、その細胞を丸ごと破壊してしまうのです。

漢方薬は、炎症が起こるような状態になった身体に対し、これらの免疫系部隊を迅速に立ち上げます。すなわち、最初に出動する樹状細胞の働きを増強させる作用が、漢方薬にはあるのです。

樹状細胞がパワーアップすることにより、結果として、その後の一連のT細胞、B細胞、キラーT細胞の働きも促進されると考えられています。

漢方薬の服用で、免疫の戦力が全体的に高まれば、新型コロナウイルス感染症の予防、重症化防止に最適です。

２０２１年4月23日に配信された『日本経済新聞　電子版』に、次のような記事が掲載されました。

『新型コロナウイルスを強力に撃退する細胞の力に注目が集まっている。ウイルスに感染した細胞を探して壊す「キラーT細胞」だ。変異ウイルスにも対応しやすい力を持つほか、高い効果を発揮するワクチンを支えている可能性がある。抗体と並ぶ「免疫の主役」として、今後の治療や感染防止対策のカギを握りそうだ』

このような重要な役割を持つキラーT細胞の働きを高めるのが、漢方薬なのです。

漢方薬の抗炎症作用②　過剰になった炎症を抑える

前項で述べたように、炎症や免疫のシステムは、私たちが感染症から身を守るうえで欠かせない役割を担っています。

ところが、なんらかの理由で過剰に暴走することがあり、そうなると敵だけでなく、自らの組織まで攻撃し始めます。身体を守るはずの軍隊が、反乱軍と化してしまうのです。

免疫の力は強大ですので、場合によっては命が危ぶまれる事態に陥ります。

新型コロナウイルス感染症は、急激に悪化しやすいことが知られていますが、そのとき体内では、まさに過剰な炎症が生じています。

炎症の程度が大きくなると、血中に放出されるサイトカインの量も非常に多くなります。つまり、緊急の警報メールが、発信され続けるわけです。

その影響は全身におよび、好中球《こうちゅうきゅう》（免疫細胞の一種）の活性化、血液凝固機構活性化、血管拡張などを介して、ショック（急激な血圧低下による障害）・播種性《はしゅせい》血管内凝固症候群（ＤＩＣ）・多臓器不全にまで進行します。

これをサイトカインストーム（サイトカインの暴走）と呼びます。

播種性血管内凝固症候群とは、身体のあちこちの血管に、血栓が形成されてしまう状態です。命に関わる肺塞栓症《はいそくせんしょう》や脳梗塞症、急性冠《かん》症候群などが発生することもあります。

新型コロナウイルス感染症の場合、新型コロナウイルスが血管内皮細胞に感染することも、播種性血管内凝固症候群の引き金になると考えられています。

このような病態に対して、漢方薬ができるのは、まず過剰になった炎症を鎮めることです。

また、動脈内の血栓は、西洋医学でしか治療できませんが、逆に微小循環障害の改善は、漢方薬にしかできません。

播種性血管内凝固症候群にまで進行した場合でも、最後の切り札と言われる漢方薬が使えます。

サイトカインストームや血栓に有効な漢方薬

参考までに、サイトカインストームや血栓に対して効果的な漢方薬処方を以下に記します。医療関係者をはじめとして、ぜひ参考にしていただけると幸いです。

●過剰になった炎症を鎮める

処方例

・［東洋］葛根湯《かっこんとう》　1回2g、1日3回　7日分
・ツムラ小柴胡湯加桔梗石膏《しょうさいことうかききょうせっこう》　1回2・5g、1日3回　7日分

この組み合わせで柴葛解肌湯《さいかつげきとう》の「近似処方《きんじしょほう》」になります。近似処方とは、柴葛解肌湯のように医療用エキス剤がない場合、オリジナルの生薬構成に近い組み合わせを2

種類の医療用エキス剤を組み合わせて作る処方のことを言います。漢方薬局で柴葛解肌湯を入手することはできますが、とても高価になります。近似処方でもほとんど同等の効果が得られます。

●微小循環障害を改善させる

処方例

・ツムラ桂枝茯苓丸《けいしぶくりょうがん》　1回2・5g、1日6回　7日分

●炎症が進行した場合の最強の切り札

処方例

・ツムラ人参湯《にんじんとう》　1回2・5g、1日6回　7日分
・ツムラ真武湯《しんぶとう》　1回2・5g、1日6回　7日分

この組み合わせで茯苓《ぶくりょう》四《し》逆《ぎゃく》湯《とう》の近似処方になります。

漢方薬の抗炎症作用③ 傷ついた組織の修復を促進

炎症が生じたときに西洋薬を使用すると、治癒したかどうかに関係なく、患部の組織が大幅に傷つきます。

そのしくみを、わかりやすいようにウルトラマン（＝抗菌薬）と怪獣（＝細菌）にたとえてお話ししましょう。

ご存じのように、ウルトラマンの主たる戦場はビルなどが立ち並ぶ都会です。めでたく勝利しても、３分経ってカラータイマーが点滅したら、故郷であるM78星雲に戻ってしまいます。ウルトラマンは、パートタイマーなのです。

戦った場所は、瓦礫《がれき》だらけの焼け野原となってしまいますが、ウルトラマンが復興を手伝ったという話は聞いたことがありません。

そこで漢方薬の出番です。漢方薬は、ウルトラマンが帰ったあとの復興担当です。傷害された組織の修復を促進する応答を引き出すことができます。

たとえば、肛門周囲膿瘍《のうよう》というオデキの一種があります。ある程度化膿していると、病院では切開して膿を出します。切開したあとに適切な漢方薬を飲んでもらうと、中のほうからみるみる肉が上がってきて、傷口が早期に治ります。

こうした漢方薬の効果は、新型コロナウイルス感染症が引き金となって起こる戦場跡（炎症部位）の修復にも役立ちます。

もともとの生体防御能力をＭＡＸに

病原体から生体を防御するためには、もちろん病原体それぞれに対応した抗菌薬、抗ウイルス薬、抗真菌薬などの攻撃兵器を持っていることは重要です。

しかし、新型コロナウイルス（ＲＮＡウイルス）のように、変幻自在に次々と変異を繰り返す病原体が相手のときには、敵にピッタリ合った抗ウイルス薬ができたとしても、その効力は長くは続きません。

第2章でお話ししたように、ウイルスが変異するたびに、新たな抗ウイルス薬を開発する、といったイタチごっこが永久に続くことになります。

これに対して、漢方薬の治療戦略は、人体がもともと持っている生体防御機構（免疫力）の働きを最大限発揮させるように仕向けるというものです。

人類が誕生してから現在に至るまで、無数の病原体に攻撃されてきたはずです。

しかし、人類が一度も絶滅したことがないということは、人類はすべての病原体から生体を防御する力を持っていることを示しています。

この素晴らしい能力を十分に発揮させるために、人類は漢方薬を考え出したのかもしれません。

スパイクたんぱく質にフタをするのを促進

新型コロナウイルスは、自分では増殖できないので、私たち人間など、別の生物の

（図表3-1）新型コロナウイルスが体に入り込むしくみ

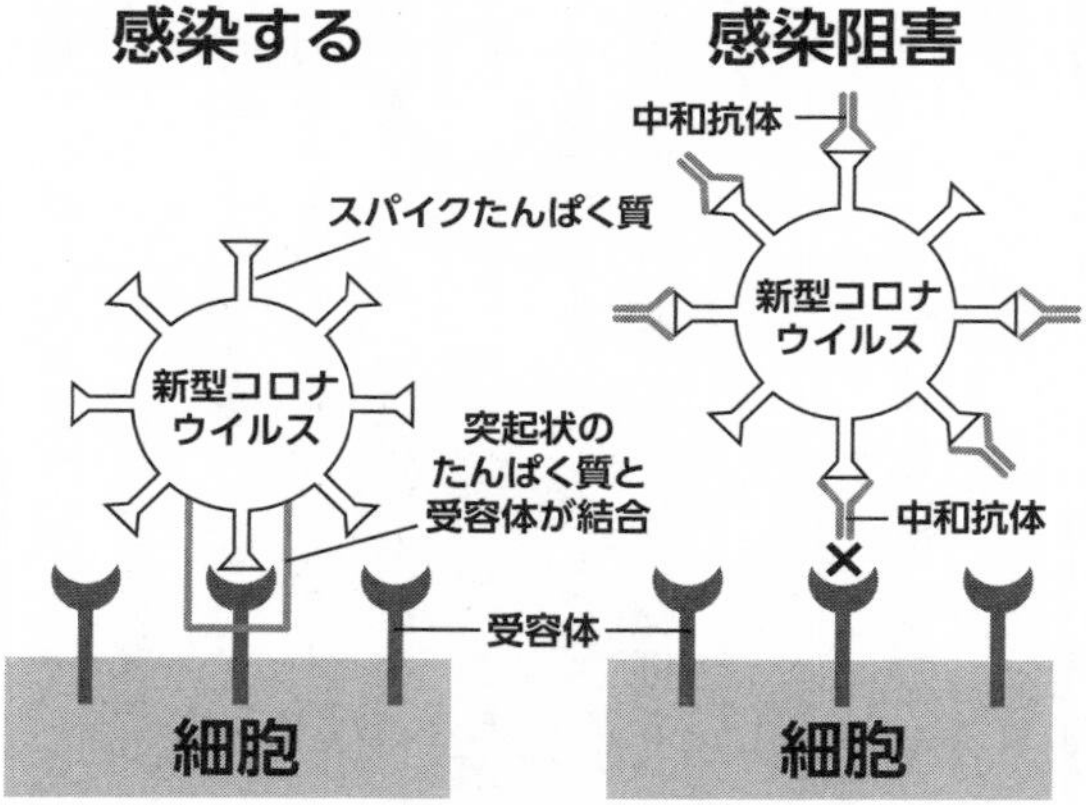

細胞の中に入り込み、そこにある物質を利用して増殖します。

どうやって細胞の中に入り込むのかというと、新型コロナウイルスの表面から出ている「スパイクたんぱく質」という突起物が、人間の細胞表面にある特定の受容体（ACE2）に結合し、そこから侵入します。これで感染成立です。

その様子はちょうど、宇宙船が、国際宇宙ステーションにドッキングするようなイメージです。

こうした新型コロナウイルスの感染を防ぐには、免疫軍の中のB細胞が、ウイルスのスパイクたんぱく質の結合部分にフタをする「中和抗体」を作ることができるかどうかが、キーポイントになります。

新型コロナウイルスの予防や治療に効果のある漢方薬は、有効な中和抗体を身体に作らせることができると考えられています。

西洋医学でも、最近はこの部分をターゲットにした治療薬の開発が進んでいます。これは次項で詳しく紹介します。

西洋薬と漢方薬の併用で「鬼に金棒」

新型コロナウイルス感染症の治療薬として、初期の頃に認可されたレムデシビル、デキサメタゾン、バリシチニブは、どれも別の疾患に使われていた既存の薬でした。したがって、新型コロナウイルス感染症にも、ある程度の効果が期待できるという程度で、治療法の決め手にはなりません。

２０２１年7月19日、世界に先駆けて薬事承認された中外製薬のロナプリーブは、新型コロナウイルスに対する2種類のウイルス中和抗体「カシリビマブ」と「イムデビマブ」を同時に投与するもので、「抗体カクテル療法」と呼ばれます。菅首相が記者会見で、「重症化リスクを7割減らす新たな治療薬」と述べたのがこの薬です。

抗体カクテル療法の作用のしくみは、新型コロナウイルスのスパイクたんぱく質を認識し、人の細胞への侵入を阻害することによって、ウイルスの増殖を抑制すると考えられています。

また、カシリビマブとイムデビマブは、新型コロナウイルスのスパイクたんぱく質に対し、それぞれが異なる部位を認識するので、より多くの変異株に対処できるようになります。

さらに、新型コロナウイルスの変異株にも、中和活性を持っていることが、実験的に確かめられており、有望な治療法だと考えられます。

いずれにしても、感染症に対する西洋医学の治療戦略は、攻撃をしかけてくる病原体の情報を集めることから始めます。

病原体がどのような性質を持っており、どこに弱点があるのかを正確に見極めたのち、その病原体をピンポイントで攻撃するための武器（薬）を作って殲滅《せんめつ》する、というものです。

この治療戦略が大成功を収めたのが、第2章で述べた抗菌薬の開発です。しかし、繰り返しますが、人間が工場で作った化合物を使って、一人ひとり異なる人体をコントロールするのには限界があります。

抗菌薬の効果が素晴らしいのは確かですが、抗菌薬を使っても、すべての患者さんに期待どおりの効果が得られるわけではありません。さっぱり効果が得られないこともしばしばです。

新型コロナウイルスに対しても同様で、今より効果的な治療手段が出てきたとしても、それを受ける患者さんの免疫力、体力、気力が低下したままでは、期待される治療効果は得られません。

そこで、繰り返し述べるように、攻撃主体の西洋医学的な治療法と併せて、患者さん自身の攻撃能力を回復させる漢方治療をうまくカップリングすることが、とても重要となるわけです。

漢方医学の治療戦略は、感染症に限らず、原因が何であったのか、ということはさほど重要ではありません。

何でこうなったかではなく、今現在どのような不都合が患者さんの身体に起こっているのかを、最も重要視します。

新型コロナウイルス感染症の治療においても、**原因になっているウイルスの性質やウイルスが変異を繰り返すことは、漢方薬の選択にはほとんど影響はありません。**

一人ひとりの患者さんに合わせて、弱っている身体を回復させ、感染症に対抗できる身体に戻すには、どのような漢方薬が適しているのか。これを見極めるのが、漢方に携わる医師の最大の使命であり、漢方の黎明期《れいめいき》から今日に至るまでの、最大の治療目標と言えます。

もちろん、漢方薬も万能ではありません。

ですから、西洋薬と漢方薬を上手く組み合わせて使うことが、患者さんに最善の医療を行ううえで望まれるのです。

第4章 PCR陽性者が自宅療養で使える漢方処方

新型コロナウイルス感染症の症状の進み方

新型コロナウイルス感染症は、症状のレベルに応じて、大きく「軽症」「中等症」「重症」の3つに分けられます（図表4－1）。

症状の経過を見てみると、初期の軽症の段階では、発熱や悪寒、だるさなどの風邪症状が見られます。「味を感じない」（味覚障害）、「においを感じない」（嗅覚《きゅうかく》障害）といった症状を、最初に自覚するケースもあります。

その後、せきやたんなどの呼吸器症状が表れます。これは肺の炎症が進み始めている証拠で、中等症Ⅰの段階に当たります。中等症Ⅱの段階になりますと、自力で呼吸するのが苦しくなってきます。

さらに重症化すると、呼吸困難、胸部圧迫感、意識が朦朧《もうろう》とするなどの、緊急性を要する症状が出現してきます。ここまで進行すると、病院のＩＣＵ（集中治療室）で人工呼吸器による管理が必要となります。

（図表 4-1）新型コロナウイルス感染症の重症度分類

重症度	酸素飽和度	臨床状態	診療のポイント
軽　症	$SpO_2 \geqq$ 96%	呼吸器症状なし or 咳のみで呼吸困難なし いずれの場合であっても肺炎所見を認めない	・多くが自然軽快するが、急速に病状が進行することもある ・リスク因子のある患者は入院の対象となる
中等症Ⅰ 呼吸不全なし	93%<SpO_2<96%	呼吸困難、肺炎所見	・入院の上で慎重に観察 ・低酸素血症があっても呼吸困難を訴えないことがある ・患者の不安に対処することも重要
中等症Ⅱ 呼吸不全あり	$SpO_2 \leqq$ 93%	酸素投与が必要	・呼吸不全の原因を推定 ・高度な医療を行える施設へ転院を検討
重　症		ICU に入室 or 人工呼吸器が必要	・人工呼吸器管理に基づく重症肺炎の2分類（L 型、H 型） ・L 型：肺はやわらかく、換気量が増加 ・H 型：肺水腫で、ECMO の導入を検討 ・L 型から H 型への移行は判定が困難

『新型コロナウイルス感染症（COVID-19）診療の手引き』第 5.2 版（厚生労働省）より

(図表 4-2) 新型コロナウイルス感染症の典型的な経過

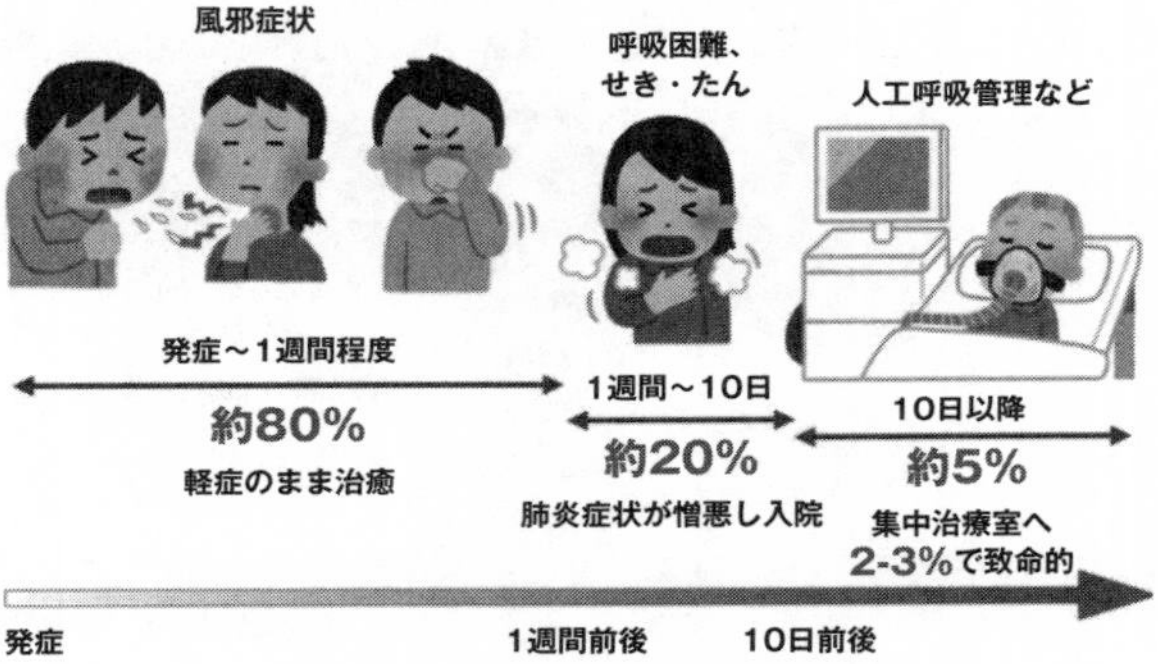

『新型コロナウイルス感染症 (COVID-19) 診療の手引き』第 5.2 版 (厚生労働省) より

中等症Ⅰであっても、いつ自力で呼吸するのが困難になる中等症Ⅱの段階に急変するかわかりません。そんな患者さんが、自宅で、場合によっては一人で、「療養」しなくてはならないこともあり得ますので、ある程度自分の身は自分で守ることが必要になってきます。

そんなとき、漢方薬は強い味方になってくれます。

漢方薬は自宅療養の強い味方

新型コロナウイルスの症状の経過について、もう少し詳しく説明しましょう。

厚生労働省の『新型コロナウイルス感染症（COVID-19）診療の手引き　第5・2版』（以下、『COVID-19診療の手引き』）によると、新型コロナウイルスに感染したときの臨床症状には、次のような特徴が見られると言います。

新型コロナウイルスの潜伏期は14日以内で、病原体に曝露《ばくろ》されてから5日前後で発症することが多いようです。しかし、現在主流になっているデルタ株では2日くらいで発症することがわかってきました。

無症状のまま経過する人の割合は不明ですが、最近のメタ解析（複数の論文のデータを統合したもの）では30％前後と推定されています。今後、デルタ株の解析が進んでいけば、この割合は大幅に増えることが予想されます。

症状のある人では、発熱、呼吸器症状（せき、喉《のど》の痛み）、頭痛、倦怠感などのインフルエンザのような症状が多く見られます。

一方で、鼻汁や鼻づまりの頻度は低いと考えられています。

新型コロナウイルス感染症と診断された37万人の患者さんを対象に、臨床症状の頻度を調べたアメリカの研究では、図表4－3のような結果が見られています。

（図表 4-3）COVID-19 の症状の頻度

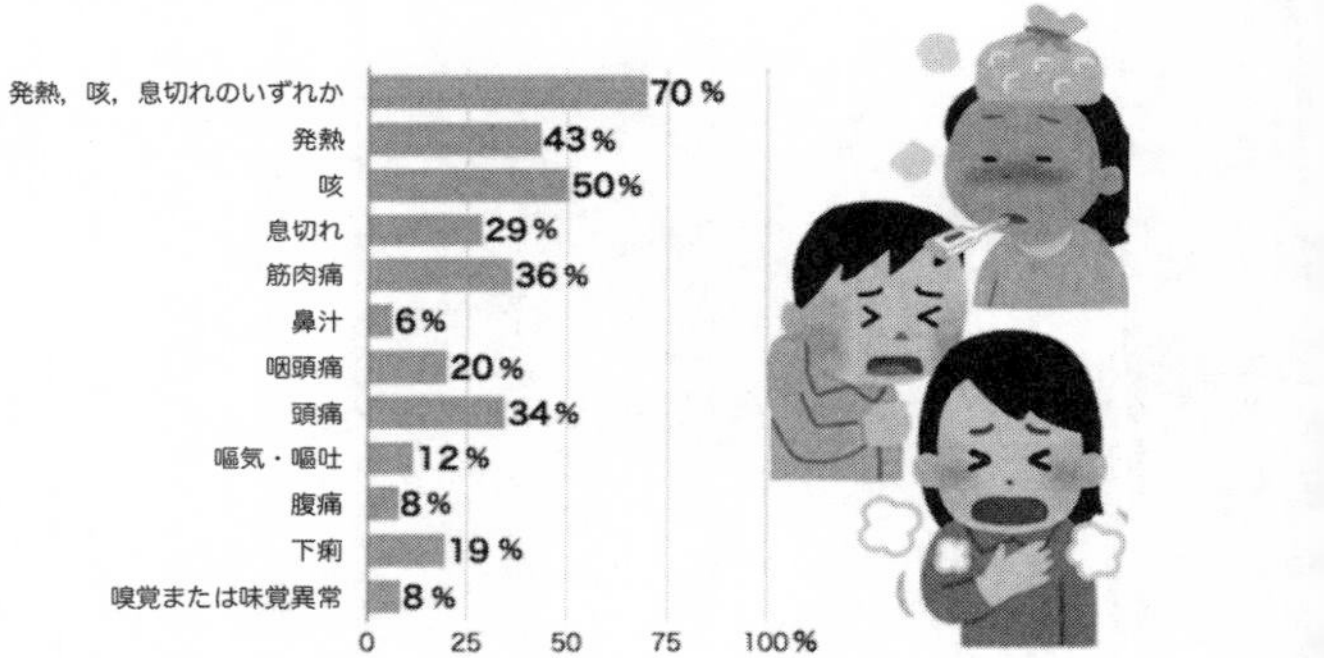

『新型コロナウイルス感染症（COVID-19）診療の手引き』第 5.2 版（厚生労働省）より

臨床症状は、インフルエンザや感冒に似ていますが、嗅覚・味覚障害の頻度の高いところが、新型コロナウイルス感染症の特徴です。

10編の研究を対象にしたメタ解析では、嗅覚障害の頻度は52%、味覚障害の頻度は44%と報告されています。

インフルエンザのような症状に加え、嗅覚・味覚障害があれば、新型コロナウイルス感染症である可能性が高いと考えられます。

なお、下痢や嘔吐などの消化器症状の頻度は、過去に起こったSARS《サーズ》（2003年に報告された新型SARSコロナウイルスを病原体とする重症急性呼吸器症候群）や、ＭＥＲＳ《マーズ》（２０１２年に初めて確認された新型ＭＥＲＳコロナウイルスによる重症呼吸器感染症）よりも少なく、不安や抑うつの頻度は高いと考えられます。

図表４－３のような症状が見られたら、地域の保健所に連絡するか、ＰＣＲ検査を行っている医療機関などへ直接連絡し、適切な指示をあおいでください。

しかし、その結果として、すぐ入院できれば問題ないのですが、「重症以外は自宅療養」となった場合、新型コロナウイルスと戦うのは自分しかいません。そのとき最強の武器になるのが漢方薬です。

では、さっそく症状に応じて使える漢方薬を紹介しましょう。

☆無症状で自宅療養しているとき

●PCR陽性だが無症状

処方例

・ツムラ補中益気湯《ほちゅうえっきとう》　1回2・5g、1日3回（朝昼夕）　7日分

これ以上飲みたいときには延長してもかまいません。

無症状や軽症の人でも、急速に悪化する場合が少なくないのが、新型コロナウイルス感染症の恐ろしいところです。

自宅療養では、パルスオキシメーター（指先の皮膚を通して動脈血酸素飽和度と脈拍数を測定する装置）は欠かせません。

これの数値を、最低でも1日3回チェックして、93％以上（できれば96％以上）あることを確認し、もしそれより下がっていたら、夜中でもかまいませんので、保健所の担当者と必ず連絡を取ってください。

保健所に連絡が取れないときは、近くの発熱外来を開設している病院に直接連絡します。朝まで待とうという考えは捨てましょう。

パルスオキシメーターのチェックとともに、体温測定もこまめに行い、発熱が見られたら、胸部ＣＴ撮影で肺炎を起こしていないかどうかを確認することが必須です。

この場合も、保健所や発熱外来、あるいは胸部ＣＴ撮影ができる医療機関に連絡を入れ、症状を伝えて受診してください。

症状が急速に悪化すると、呼吸困難に陥って、自力で動けなくなります。スマートフォンの操作も難しくなります。

一人暮らしの人は、親族や近隣に住んでいる友人・知人などに、自分がＰＣＲ陽性で自宅療養していることを伝えておき、もし連絡が取れなくなったら救急車を呼んでもらうように頼んでおくことも大切です。

そんな心細い日々の力強い味方になってくれるのが補中益気湯《ほちゅうえっきとう》という漢方薬です。補中益気湯は免疫力を高める作用があるので、病気に対する抵抗力を高めてくれます。

補中益気湯は、病原体の入り口となる消化管の粘膜に配備された樹状細胞を活性化し、そのセンサーの感度を高める働きがあります。

粘膜上の樹状細胞の働きがよくなれば、病原体の情報が正確にいち早く身体の免疫司令部に伝わり、敵を効率よく排除することが可能となります。

また、補中益気湯は、粘膜上の免疫システムだけでなく、腸管の機能を全般的に改善して腸管免疫を底上げします。

その結果、腸管が全体として調子よくなり、食欲も増して元気になるという流れを促進してくれるのです。

☆発熱の症状が出たら

●熱はあるが汗をかいていない

処方例

・ツムラ麻黄湯《まおうとう》　1回2・5g、1～2回分
・ツムラ越婢加朮湯《えっぴかじゅつとう》　1回2・5g、1～2回分

2種類を同時服用。これらは1日しか飲まない薬なので、病院では2回分しか処方しません。はっきり発汗するまで1～2時間おきに服用してください。もし1回で発汗したらそれで終了です。

この組み合わせは、後述する大青竜湯《だいせいりゅうとう》の近似処方です。

第2類医薬品

・強発汗散《きょうはっかんさん》（大青竜湯《だいせいりゅうとう》）　1回1・5g、発汗するまで1～3回服用

処方名が「大青竜湯」で、剤盛堂薬品から「強発汗散《きょうはっかんさん》」の商品名で第2類医薬品として発売されています。

私が新型コロナウイルス感染症の患者さんに使用した経験では、発熱が主な症状で、せきや倦怠感がまだ見られない段階であれば、1～2回の大青竜湯の服用で、翌日にはほぼ症状がなくなる例がほとんどでした。

●汗をかいたらこの処方に変更

処方例

・ツムラ桂枝湯《けいしとう》　1回2・5g、3回分

・ツムラ麻杏甘石湯《まきょうかんせきとう》　1回2・5g、3回分

2種類を同時服用。これらは1日しか飲まない薬なので、病院では3回分しか処方しません。2〜3時間おきに3回分を飲みきってください。この組み合わせも大青竜湯《だいせいりゅうとう》の近似処方です。

汗をかいて発熱はおさまったけれども、まだ新型コロナウイルス感染症が抜けた感じがしないときにも使ってください。

前出の、37万人の患者さんを対象に、臨床症状の頻度を調べた米国の研究では、発熱は2番目に多い症状で、43%の人に見られています（82ページ図表4－3）。

『COVID-19診療の手引き』には、軽症の場合は「内服による解熱薬や鎮咳薬《ちんがい》などの対症療法は、必要なときにのみ行う」、中等症の場合は「発熱、呼吸器症状や基礎疾患に対する対症的な治療を行う」と書かれています。

発熱に対する対症療法とは、一般的にはアセトアミノフェン（商品名：カロナール）

か、アスピリンなどの非ステロイド性抗炎症薬（ＮＳＡＩＤｓ《エヌセイズ》）のような鎮痛解熱薬が使われることになると思います。

このうち、ＮＳＡＩＤｓを飲むと、インフルエンザや敗血症などの感染症では、死亡率が高くなるという報告があります。

発熱しているときに、鎮痛解熱薬をすぐ飲むと、37℃を維持することが必須の深部体温（身体の内部の温度）が下がって、結果的に免疫力が低下し、病原体の増殖を促すリスクが高まるのです。

新型コロナウイルス感染症に対するＮＳＡＩＤｓの影響は、まだ不明ですが、熱を下げる手段としては、ＮＳＡＩＤｓよりアセトアミノフェンのほうが比較的安全とされています。

ただし、アセトアミノフェンは、抗炎症作用のないところが最大の欠点です。

いずれにしても、熱は原因ではなく、あくまでも結果です。「熱を下げれば感染症が治るのではなく、感染症が治ってくれれば発熱は改善する」ということです。

効果的な抗ウイルス薬のない新型コロナウイルス感染症に対しては、免疫力の落ちない抗炎症薬を使うことが理想となります。

この条件を満たす薬が、漢方薬なのです。

ここで紹介した大青竜湯《だいせいりゅうとう》は、典型的なインフルエンザの初期によく使われます。

漢方薬の原典である『傷寒論』には、次のような記載があります。

「発熱し、寒さを嫌い、身体が痛み、汗が出ず、イライラして落ち着かない場合には、大青竜湯で主治する」

私の家族が2人、A型インフルエンザにかかって39℃の発熱があったとき、1時間半の間隔で2回、大青竜湯を飲ませた結果、6時間後には平熱になり、翌日にはほとんど治りました。

大青竜湯は第2類医薬品です。第2類医薬品とは、第1章でお話ししたように、みなさんが薬局で購入できる一般医薬品の中で、副作用、相互作用などの項目で安全性上、注意を要するものを言います。

第2類医薬品には、主な風邪薬や解熱剤、鎮痛剤など日常生活で必要性の高い製品が多くあります。薬剤師など専門家からの情報提供は努力義務となっています。

☆せきが出るとき

●湿ったせきの第一選択薬

処方例

・ツムラ竹茹温胆湯《ちくじょうんたんとう》　1回2・5g、1日4回（朝昼夕と寝る前）7日分
・ツムラ滋陰降火湯《じいんこうかとう》　1回2・5g、1日4回（朝昼夕と寝る前）7日分

2種類を同時服用。せきがなくなったら途中でも飲み終わりです。

●軽いせきがなかなか取れないときには

処方例

・**［東洋］桂枝加厚朴杏仁湯《けいしかこうぼくきょうにんとう》　1回2・5g、1日3回（朝昼夕）　7日分**

せきがなくなったら途中でも飲み終わりです。

前出の、37万人の患者さんを対象に、臨床症状の頻度を調べた米国の研究では、せきは50％で、最も多い症状となっています。

『COVID-19診療の手引き』には、軽症の場合は「内服による解熱薬や鎮咳薬《ちんがいやく》などの対症療法は、必要なときにのみ行う」、中等症の場合は「発熱、呼吸器症状や基礎疾患に対する対症的な治療を行う」と書かれています。

せきに対する対症療法とは、一般的には鎮咳薬が使われることになりますが、日本薬学会のホームページによると、『鎮咳剤とは咳反射《がいはんしゃ》を抑制する薬物。咳反射は肺・気道の異物刺激による信号が、延髄のせき中枢に到達し、そこからいろいろなところに指令が行って、声門の閉鎖、息を吐くことに使う筋肉の急激な収縮によって起こる。

せき中枢の反応を鈍くするように働く中枢性鎮咳薬と気道粘膜から中枢に向かう信号の発生を抑える末梢性鎮咳薬がある。中枢性鎮咳薬には麻薬性のリン酸コデイン、ジヒドロコデイン、非麻薬性のデキストロメトルファン（商品名：メジコン）、ジメモルファン（商品名：アストミン）、チペピジン（商品名：アスベリン）などがある。末梢性鎮咳剤にはうがい薬、痰を出やすくする薬、気管支を広げる薬などがある』とのこと。

日本呼吸器学会ガイドラインには、次のように、その使い方に関して注意を促しています。

『患者の消耗や生活の質の低下をもたらす病的なせきの制御は重要であり、せきを速やかに止めたいのが臨床医の心情であるが、原則として、初診時からの中枢性鎮咳薬の使用は明らかな上気道炎～感染後咳嗽《がいそう》（せき）や、胸痛・肋骨骨折・咳失神《がいしっしん》などの合併症を伴う乾いた咳の例にとどめることが望ましい。異物や病原体を排出するために「必要なせき」を抑制してしまう可能性があること、便秘や眠気など副作用が少なくない。さらに、理論的には原因疾患によらずよく効くはずであるが、実際には効かない例が少なくない』

せきには、気管支や肺の中にたまった、たんなどを外に出すための重要な働きがあります。

ですから、むやみにせきを止めると、出さなくてはならないものが出ないので症状が悪化することがあります。

でも、幸いというか、鎮咳薬は、数あるクスリの中でも効かないものの代表選手です。その根本原因は、せきの原因になっている気管支や肺で起こっている炎症に対して、鎮咳薬は何の効果も示せないことにあります。

ここで、強力な抗炎症作用を持っている漢方薬の出番です。

漢方薬の持っている抗炎症作用は、漢方薬の種類によって、細かく炎症の場所が決められています。

せきに使う漢方薬は、気管支や肺で起こっている局所の炎症をピンポイントで鎮め、結果としてせきが鎮まります。

新型コロナウイルス感染症によるせきの治療は、せきを伴うインフルエンザの治療法が参考になります。

処方例の最初に示した竹茹温胆湯《ちくじょうんたんとう》は、インフルエンザという適応症（その薬がよく効く病気や症状）を持っており、たんがゴロゴロ言うような湿ったせきの第一選択薬です。

次に示した滋陰降火湯《じいんこうかとう》は、乾いたせきに使う漢方薬です。せきの出始めには、湿ったせきと乾いたせきが混在していることが多いので、両者を併用すると、より効果的になります。

最初のひどいせきが治まっても、それほどでもない軽いせきがいつまでもダラダラと続くことがあります。

このような状態にうってつけなのが、桂枝加厚朴杏仁湯《けいしかこうぼくきょうにんとう》です。

普通は2～3日で、しつこかったせきが鎮まります。

長引くせきに対しては、これに匹敵する漢方薬はありません。

しかし、漢方薬をよく処方する医師にも、ほとんど知られていないのが残念です。

マニアックですが、知っていると便利です。

☆倦怠感（だるさ）がひどいとき

●倦怠感に最もよく使われる

処方例
・ツムラ補中益気湯《ほちゅうえっきとう》　1回2・5g、1日3回（朝昼夕）　7日分

これ以上飲みたいときには延長してもかまいません。

●消耗の度合いがより強いときには

処方例

・ツムラ真武湯《しんぶとう》　1回2・5g、1日3回（朝昼夕）　7日分

これ以上飲みたいときには延長してもかまいません。

●さらに消耗の度合いがひどいときには

処方例

ツムラ真武湯《しんぶとう》　1回2・5g、1日3回（朝昼夕）　7日分
ツムラ人参湯《にんじんとう》　1回2・5g、1日3回（朝昼夕）　7日分

2種類を同時服用。これ以上飲みたいときには延長してもかまいません。
この組み合わせは茯苓四逆湯《ぶくりょうしぎゃくとう》の近似処方です。

世界保健機関（WHO）によりますと、新型コロナウイルス感染症で、最もよくある症状として、発熱、空《から》せきと並んで、倦怠感があげられています。

西洋薬には、倦怠感に対して使えるものが一つもありません。

そのため、仕方なく「倦怠感を感じた時には、自分でできる解消法として、睡眠や食事、運動に気を付けたりすることも効果的です。睡眠不足と感じた時は、一般的に脳のメンテナンスに必要な約6～8時間以上の睡眠を心がけてください。また、倦怠感が続くときや一緒に他の症状がある場合は、病院を受診しましょう」（大正製薬商品情報サイト「疲れに効くコラム」より）といった指導をするしかありませんでした。

病院を受診しても、栄養を摂って、休養を勧められるのが関の山でしょう。

昔は、ビタミン剤入りの点滴をしていた時代もありました。

しかし、そもそもビタミン不足でだるくなるわけではないですし、健康保険の適応外なので、最近は見られない光景になりました。

西洋薬は、敵になる、あるいは害になる箇所を見つけて、そこをピンポイントで攻撃する薬です。倦怠感のように、攻撃する標的がない相手は苦手なのです。

これはまさに漢方治療の独壇場です。

何度も言いますが、漢方薬は数千種類の微量の化合物が、身体のいろいろな場所をほんの少しだけ刺激することにより、身体自身に自力で身体の働きが正常になるように仕向ける、あるいはそのような力を引き出すことのできる薬です。

倦怠感に対して、最もよく使われるのが先にも紹介した補中益気湯《ほちゅうえっきとう》です。

株式会社ツムラのＷＥＢサイト「漢方スクエア」に、慢性疲労症候群（原因不明の強い全身倦怠感、微熱、頭痛、筋肉痛、精神神経症状などが起こり、この状態が長期間続く結果、健全な社会生活が送れなくなる病気〈米国疾病対策センター〉）に対する補中益気湯の効果について、次のような記事が掲載されています。

「最近の知見では、補中益気湯は消化吸収機能賦活《ふかつ》作用や生体防御機能回復作用があるとされ、ＮＫ（ナチュラルキラー）活性の増強作用や手術侵襲《しんしゅう》に伴うコルチゾール、炎症性サイトカインの抑制作用なども報告されている。

慢性疲労症候群患者29例に補中益気湯7・5ｇ／日、8～12週間投与し、投与前後のPerformance Status（患者さんの全身状態のレベル）、自覚症状、ＮＫ活性を検討した。その結果、著明改善10例（34・5％：軽度改善2例を含めると41・4％）を認めた。これは二重盲検法によるプラセボ効果（約20％前後）を上回っていた」

慢性疲労症候群に効果があるのであれば、新型コロナウイルス感染症に伴う倦怠感にも、有効である可能性が高いと考えられます。

一方、2番目にあげた真武湯《しんぶとう》は、弱り方がもっと激しい場合に使います。冷えが強くなったり、胃腸の働きが落ちて下痢になったり、めまいがしたりする人は、新陳代謝がかなり落ちていると考えられます。ですので、真武湯で新陳代謝を思い切り持ち上げる必要があります。

最近は補中益気湯で効果がない慢性疲労症候群に対して、真武湯と人参湯《にんじんとう》を併用すると効果があるという報告も見られます。

この組み合わせは、茯苓四逆湯《ぶくりょうしぎゃくとう》の近似処方です。

北里大学東洋医学総合研究所・名誉所長の花輪壽彦《はなわとしひこ》先生によりますと、茯苓四逆湯は「強力な新陳代謝賦活剤で、漢方薬の最後の切り札。冷え、抗病反応低下の強いもの。癌性疼痛や末期状態でもある程度持ち直すことがある」とのことです。

☆肺炎の予防に

●肺炎予防のイチ押し

処方例

・［東洋］葛根湯《かっこんとう》　1回2g、1日3回（朝昼夕）　7日分

・ツムラ小柴胡湯加桔梗石膏《しょうさいことうかききょうせっこう》　1回2・5g、1日3回（朝昼夕）　7日分

2種類を同時服用。状況によって14日まで延長してもかまいません。

この組み合わせは、左記の柴葛解肌湯《さいかつげきとう》の近似処方です。

第2類医薬品

・柴葛解肌湯《さいかつげきとう》　エキス細粒G「コタロー」　1回2・5g、1日3回（朝昼夕）　7日分

状況によって14日まで延長してもかまいません。

この段階になりますと、前出の『COVID-19診療の手引き』での扱いは、もはや「軽症」ではなく、「中等症Ⅰ呼吸不全なし」になります。「中等症Ⅱ呼吸不全あり」に進まないようにするにはどのような対策があるのでしょうか。

この段階では、パルスオキシメーターで酸素飽和度を、少なくとも1日3回は測定する必要があります。酸素飽和度が93％以下の危険水域にまで下がっても、呼吸困難を感じない人がいるからです。Happy《ハッピー》 hypoxia《ハイポキシア》（幸せな酸素不足）という危険な徴候です。

『COVID-19診療の手引き』には、安静にし、十分な栄養摂取が重要で、脱水に注意し、水分を過不足なく摂取させるよう留意すると書かれています。

しかし、これだけで肺炎予防の対策になっているかは疑問です。

治療薬としては、レムデシビルの使用は考慮されますが、デキサメタゾンなどのステロイド薬は、症状を悪化させる可能性があるので使用すべきではないとされています。

第3章で紹介した抗体カクテル療法の薬ロナプリーブは、2種類のウイルス中和抗体「カシリビマブ」と「イムデビマブ」を組み合わせたもので、新型コロナウイルス感染症に対する治療および予防を目的とした薬です。

厚生労働省によりますと、自宅療養や宿泊療養も含めた、療養者全体の十数%が投与対象になり得ると推計され、すぐに需要の逼迫が予想されます。

やはりここでも漢方薬が使えます。

肺炎予防に最も推奨される漢方薬として、私は柴葛解肌湯《さいかつげきとう》をおすすめします。葛根湯《かっこんとう》と小柴胡湯加桔梗石膏《しょうさいことうかききょうせっこう》を併用して近似処方とします。第2類医薬品では、柴葛解肌湯エキス細粒G「コタロー」（小太郎漢方製薬）があります。

漢方界の著名な医家・木村博昭先生（1866～1931）は、スペイン風邪が日本で猛威をふるっていた時期に、主に柴葛解肌湯を駆使して自身の患者から一人の死者も出さなかったと言われています。

スペイン風邪というインフルエンザの死因は、ほとんどが肺炎だったと思われます。ですから、柴葛解肌湯にはインフルエンザから肺炎に移行するのを防ぐ効果があったことが推測されます。

柴葛解肌湯は、もともとは中国由来の処方ですが、江戸から明治にかけて活躍した浅田宗伯《あさだそうはく》（1815〜1894）の父が改変した処方が今は使われています。

その使用目標も、時代とともに変遷し、私の主宰するサイエンス漢方処方研究会の顧問である中田敬吾先生は、使い方について次のように述べられています。

「インフルエンザのように強力な感染力を持ったウイルスに感染すると、発病初期から太陽病期（著者註：高熱・悪寒などの身体表面が反応する病態）にとどまらず、少陽病（著者註：肺や胃腸などの身体の内部が侵される病態）にまたがるときが多いが、この場合に本方が適応する。（中略）インフルエンザで高熱を発し、症状の激しいときには麻黄湯《まおうとう》や葛根湯より柴葛解肌湯を用いたほうがより効果的なことが多い。（中略）侵入したウイルスの力が非常に強い場合、それを排除しようとする生体の反応もそれに応じて強くなる。したがって、熱状が非常に強い場合はおおかた柴葛解肌湯証（著者註：証＝効く可能性が高い症状）の場合が多く、強力なインフルエンザに対し、ファーストチョイスの処方として考えて差し支えない」

以上のことから、新型コロナウイルス感染症による肺炎の予防には、可能であればロナプリーブを投与し、同時に柴葛解肌湯を服用することが最善策と考えます。

これらの組み合わせで対応すれば、「中等症Ⅰ呼吸不全なし」から「中等症Ⅱ呼吸不全あり」に移行することを、効果的に防止することができます。

新型コロナウイルス感染症により、不幸な症状の変化をたどる患者さんを大幅に減らすことができると、私は確信しています。

☆血栓の予防に

●過剰になった炎症を鎮める（原因になっている病態を少しでも鎮めるため）

処方例

・［東洋］葛根湯《かっこんとう》　1回2g、1日3回　7日分
・ツムラ小柴胡湯加桔梗石膏《しょうさいことうかききょうせっこう》　1回2.5g、1日3回　7日分
2種類を同時服用。この組み合わせで柴葛解肌湯《さいかつげきとう》の近似処方になります。

第2類医薬品

・柴葛解肌湯《さいかつげきとう》　エキス細粒G「コタロー」　1回2.5g、1日3回　7日分

●微小循環障害を改善させる（動脈系には直接作用しないので効果は二次的）

処方例

・ツムラ桂枝茯苓丸《けいしぶくりょうがん》　1回2・5g、1日6回　7日分

●漢方薬の最後の切り札（Dダイマーが上昇する病態に効く可能性がある）

処方例

・ツムラ人参湯《にんじんとう》　1回2・5g、1日6回　7日分
・ツムラ真武湯《しんぶとう》　1回2・5g、1日6回　7日分

2種類を同時服用。この組み合わせで茯苓四逆湯《ぶくりょうしぎゃくとう》の近似処方になります。

『COVID-19診療の手引き』には、血栓塞栓《そくせん》症の合併に注意し、Dダイマー（血栓症の判定に用いられる検査）測定などの評価を行い、抗凝固療法も考慮すると記載されています。

さらに、重症感染症および呼吸不全は、深部静脈血栓症の中等度リスク因子であり、COVID-19患者においては、サイトカインストーム（65～66ページ）や血管内皮障害などにより線溶《せんよう》（固まった血栓を溶かして分解すること）亢進《こうしん》および線溶抑制が合併していると推定されます。Dダイマーが正常上限の3～4倍以上を超えるような場合には、へパリンなどによる抗凝固療法が推奨されます。

血栓や塞栓のような物理的、機械的な障害については、自宅療養の患者さん自身の力ではどうしようもないので、漢方治療はあくまでも補助的になり、現代医学を駆使した治療法が最優先になります。

☆濃厚接触者と判定された場合

●家族全員で服用して免疫力を高める

処方例

・ツムラ補中益気湯《ほちゅうえっきとう》　1回2・5g、1日3回（朝昼夕）7日分

これ以上飲みたいときには延長してもかまいません。

家族の一人が濃厚接触者と判定され、自宅待機となった場合、当人の発症を回避し、また同居人たちが感染しないためには、できるだけ濃厚接触者と接触しないようにすること以外、これといった対策がないのが実情です。

とはいえ、日本の普通の住宅事情では、家の中で濃厚接触者が完全に隔離された状態で暮らすことは不可能です。基本的にずっと一つの部屋に閉じ込もっていたとしても、トイレや浴室に行く途中で、共用スペースを通ることは避けられないでしょう。よく触る場所をこまめに消毒することも、従来考えられているほど有効ではないとされています。ほとんどの感染は、部屋の中に浮遊している新型コロナウイルスを吸い込むことで起きるからです。

ウイルスを吸着できる高性能の空気清浄機を家中に配置したら、100万円以上かかってしまいます。これも現実的ではありません。

濃厚接触者が実際に感染していた場合、同居している家族全員が、多かれ少なかれ新型コロナウイルスを吸い込んでいることを前提に、対策を立てる必要があります。

そうなりますと、濃厚接触者で無症状の人を含めて、家族全員が補中益気湯《ほちゅうえっきとう》を服用して、免疫力を高めることが最も現実的です。

また、濃厚接触者として自宅待機をしている間、本人はもとより、同居している人たちもみな、不安や心配で、気持ちがふさがりやすくなります。

しかし、悲観的になると、免疫力が下がります。これでは補中益気湯の効果を十二分に得ることはできません。

免疫力を高め、感染を予防する補中益気湯の服用とともに、気持ちが上向きになる生活を心がけることも一つの対策となります。

外出することができない現状では、気晴らしにテレビを観るのもいいでしょう。ただし、毎日毎日、感染者数だけを知らせて（本当は重症者数と死者数のほうが重要なのですが）、不安をあおるようなニュース番組は避けて、お笑い番組を選んで観ることも必要だと思います。

がんの患者さんを対象に、漫才や漫談などを鑑賞してもらった調査では、70％以上の人のＮＫ細胞（ナチュラルキラー細胞。白血球の一種で、リンパ球の約10～30％を占める免疫細胞）の活性が上昇したと報告されています。

☆新型コロナウイルス感染症は抜けた感じがしたら

●最後のダメ押しに

処方例
・［東洋］桂麻各半湯《けいまかくはんとう》　1回1・5g、1日3回
・ツムラ補中益気湯《ほちゅうえっきとう》　1回2・5g、1日3回

2種類を同時服用。いずれも2～3日分ですが、元気になったら飲み終わりです。

新型コロナウイルス感染症は抜けた感じがしたけれども、さらに身体を正常化させるためにダメ押ししたいと思われる方には、このような処方があります。

第5章

基礎疾患対策と、免疫力を高める漢方処方

重症化リスクのある基礎疾患を抱えている人に

厚生労働省の『COVID-19 診療の手引き』には、新型コロナウイルス感染症の重症化のリスク因子が述べられています。

このデータは、COVID-19 REGISTRY JAPAN（COVIREGI-JP）の解析をもとにしています。

COVIREGI-JP とは、国立国際医療研究センターが中心となって立ち上げた、新型コロナウイルス感染症の症例データベース研究で、全国の新型コロナウイルス感染症を治療している医療機関が登録しています。

これによると、一般的には、基礎疾患がない人よりも、基礎疾患のある人のほうが、重症化したり死亡したりする可能性は高くなります。病院のＩＣＵ（集中治療室）で対応した重症例では、その7割以上が「基礎疾患あり」というデータもあります。

病気別で見ると、慢性腎臓病、肝臓の病気、肥満、脂質異常症、高血圧症、糖尿病を持っている人は、感染したあとに重症化する割合が高い傾向があります。

また、心臓の病気、慢性の肺の病気、脳の血管の病気、慢性腎臓病を持っている人は、死亡する割合が高い傾向にあります。

60歳以上の基礎疾患のない患者さんの致死率は3・9％であったのに対し、60歳以上の基礎疾患のある患者さんの致死率は12・8％で、3倍以上も高くなっています。

つまり、高齢者で基礎疾患のある患者さんが、特に死亡の危険が高いということです。さらに、年齢が高くなるほど、致死率は高くなることが報告されています。

このような基礎疾患を持っている人は、普通の感染対策に加えてどのようなことが必要になるのでしょうか。

そして、対策に寄与する漢方薬はあるのでしょうか。この疑問にお答えします。

ちなみに、基礎疾患をお持ちの方が陽性者になって、本書で紹介する漢方薬を用いる場合は、必ずかかりつけ医に相談のうえ、服用するようにしましょう。基本的には、この章で紹介する漢方薬と、かかりつけ医から処方されている西洋薬や第4章で紹介した漢方薬との併用は可能です。

☆病気で弱った心身を元気にする漢方薬

●胃腸や肝臓が弱っているときに

処方例1

・ツムラ十全大補湯《じゅうぜんたいほとう》　1回2・5g、1日3回（朝昼夕）　14日分

必要があれば、月単位の服用延長は問題ありません。調剤用の薬用人参を加えると免疫力がさらにアップします。

●血液（循環器）や呼吸器が弱っているときに

処方例2

・ツムラ人参養栄湯《にんじんようえいとう》　1回3・0g、1日3回（朝昼夕）　14日分

必要があれば、月単位の服用延長は問題ありません。

調剤用の薬用人参を加えると免疫力がさらにアップします。

●調剤用の薬用人参を加えるとき

処方例3

・ツムラの生薬コウジン末（調剤用）　1回1g、1日3回（朝昼夕）　14日分

必要があれば、月単位の服用延長は問題ありません。

第2類医薬品

・ツムラの滋養強壮剤薬参《やくじん》α《アルファ》　1回1瓶（30㎖）、1日1回

第3類医薬品

・クラシエ高麗人参《こうらいにんじん》エキス顆粒　1回1包、1日2回

これらはいずれも薬用人参のカテゴリーに含まれます。

生薬の人参は野菜の人参とは異なり、ウコギ科の植物です。野菜の人参はセリ科であり、生薬としての効能はありません。

コウジン（紅参）は、畑から掘り出した薬用人参を水蒸気で蒸して乾燥させたもので、単に乾燥させた薬用人参より生理活性作用のあるサポニンを多く含みます。

服用中の漢方薬に薬用人参を追加すると、「滋養強壮」という効能が加わります。第2類医薬品の薬参《やくじん》、第3類医薬品の高麗人参《こうらいにんじん》は単独で滋養強壮効果を発揮します。

補中益気湯《ほちゅうえっきとう》は、重症化リスクのある生活習慣病を抱えている人にとって、新型コ

ロナウイルス感染症予防の主役になっていますが、ある程度の体力のある人が対象になりますので、弱っている人には少し強すぎる可能性があります。

ですから、補中益気湯《ほちゅうえっきとう》の適応よりは、もう少し弱った人が適応になる十全大補湯《じゅうぜんたいほとう》または人参養栄湯《にんじんようえいとう》を予防薬として選択しました。

十全大補湯と人参養栄湯には、使用目標に大きな違いはありませんが、ターゲットとなる臓器や器官が異なります。

十全大補湯は胃腸や肝臓がターゲットとなります。一方、人参養栄湯は血液（循環器）や呼吸器が対象になります。

また、人参養栄湯は、神経症的な人や女性に使うことが多い傾向にあります。

☆慢性腎臓病の人にはこの漢方薬

●進行を遅らせ、回復にも効果

処方例

・**ウチダのオウギ末M　1回1g、1日3回　14日分**

服用中は毎月腎機能検査を行って、腎機能改善効果があるかどうかをチェックしてください。

厚生労働省の『COVID-19 診療の手引き』では、重症化リスクおよび死亡リスクが共通して高い病気の一つに、慢性腎臓病があげられています。

慢性腎臓病の定義は、日本腎臓学会の「エビデンスに基づく慢性腎臓病ガイドライン2018」によりますと、『①②のいずれか、または両方が3カ月以上持続することで診断する。①尿異常、画像診断、血液、病理で腎障害の存在が明らか。②GFR（糸球体濾過量）が60㎖／分／1・73㎡以下』となっています。

GFRは、日常診療ではeGFR（推算GFR）を用います。この値が45を下回ったときには、腎臓専門医を受診するようにすすめられています。

しかし、西洋薬で早期の慢性腎臓病に適応のあるものは、ACE阻害薬、アンギオテンシンⅡ受容体拮抗薬（ARB）などRAS阻害薬と言われている降圧剤と、最近はSGLT2阻害剤が注目されています。しかし、これらは慢性腎臓病の進行を遅らせることはできても改善させるまではいきませんので、結局、厳しい生活指導をされることになります。

慢性腎臓病の日常の生活管理は案外厳しく、一言で言いますと、世の中の楽しみを放棄してひたすら品行方正に暮らしなさいというもので、続けるのはかなり辛い内容になっています。

慢性腎臓病の患者が新型コロナウイルスに感染し、腎臓の組織にウイルスが侵入すると、急性の尿細管壊死《えし》が起き、透析を必要とするほど腎機能が低下します。

急性尿細管壊死の発症は全入院患者の５％、重症患者の20～30％とかなりの高率になっています。

またｅＧＦＲは、新型コロナウイルスに感染したときには正常でも、半年後に35％の患者で悪化が見られるので、長期の追跡が必要になります。

いずれにしろ、普段の生活管理をおろそかにすると、新型コロナウイルス感染後に取り返しのつかない事態を招くことにもなりかねませんので、十分な注意が必要です。でも、ご安心ください。漢方薬には慢性腎臓病の進行を遅らせて、場合によっては回復させることのできる薬があります。

それが冒頭に紹介したオウギ（黄耆）という生薬です。オウギ単独でも、医師の処方箋があれば服用することができます。

第２類医薬品ではありませんが、通販サイトでは「黄耆スライス」、「黄耆粉」などを入手することは可能です。

〈慢性腎不全の治療例〉

諏訪中央病院東洋医学科部長で、私の主宰するサイエンス漢方処方研究会の理事でもある、長坂和彦先生の研究を紹介します。

西洋薬では効果の見られなかった慢性腎不全の患者さんに、オウギを服用してもらったところ、４人の血清クレアチニン値が明らかに改善し、透析導入までの期間が延長されたと言います。

このうちの２人については、４年以上にわたって安定的に推移しているそうです。また、４人とも副作用は認めず、治療前後で血清リン、カリウム、尿酸値にも変化はなかったと報告されています。

こうした結果から、長坂先生は「黄耆は慢性腎不全の有力な治療薬となりうる」と述べられています。

☆糖尿病、肥満の人にはこの漢方薬

●糖尿病の西洋医学的治療をきちんとしたうえで、肥満傾向や肩こりがある場合

処方例

・ツムラ大柴胡湯《だいさいことう》　1回2・5g、1日3回（朝昼夕）　14日分

必要を感じれば不要になるまで服用を延長してもかまいません。

効能の一つにダイエット効果、脂肪肝改善効果がありますので、間接的ではありますが、糖尿病の人、予備軍の耐糖能低下の人に効果があると考えられます。

●糖尿病の西洋医学的治療をきちんとしたうえで、倦怠感やしびれがある場合

処方例

・ツムラ八味地黄丸《はちみじおうがん》　1回2・5g、1日3回（朝昼夕）14日分
または、
・ウチダの八味丸M　1回20丸、1日3回（朝昼夕）14日分

必要を感じれば不要になるまで服用を延長してもかまいません。

これらの薬に血糖降下作用を期待することはできません。しかし、糖尿病の合併症による自覚症状の改善には、適している場合があります。

漢方では喉の渇きが激しい状態を消渇《しょうかつ》と言い、これが現在の糖尿病における口渇《こうかつ》に該当すると考えられています。

消渇に対しては、古くから八味地黄丸《はちみじおうがん》が用いられ、現在も高齢者に処方されます。

中高年で、腰や下肢《かし》の脱力感、冷え・しびれがあって夜間頻尿を訴える場合にも適用されます。

糖尿病になると、体内に侵入しようとするウイルスを防ぐための感染防御機構（免疫力）が低下します。これは、糖尿病で血糖値が高くなると、ウイルスや細菌を食い殺す白血球の機能が低下するためです。

オーストラリアで行われた大規模な疫学調査によると、2型糖尿病患者（体質や生活習慣などで起こる糖尿病）の感染症による致死率は、健常者の1・5倍というショッキングな結果が出ています。

糖尿病の基礎疾患がなかった人が、新型コロナウイルスに感染し、その症状が消えてから数週間から数ヶ月後に、糖尿病性ケトアシドーシス（糖尿病の急性の合併症。異常な高血糖、高ケトン血症、血液が酸性になる）を発症する例が報告されています。

新型コロナウイルス感染症を起こしたことにより、自分で自分の身体を攻撃する自己免疫疾患が起こったり、過剰な炎症により糖尿病が悪化したりする可能性も指摘されています。

いったん糖尿病になれば、新型コロナウイルス感染症から回復しても糖尿病ではなかった昔には戻れませんし、糖尿病だった人は悪化したままになることもあります。

新型コロナウイルス感染で重症化を防ぐには、従来よりも厳格な糖尿病の管理、栄養管理が必要になります。具体的には、ザックリ言うと糖質の摂取量を半減させること。まずはここからスタートしてください。

☆慢性心血管疾患の人にはこの漢方薬

●心不全をはじめ、心臓病一般に使える漢方薬

処方例

・ツムラ木防已湯《もくぼういとう》　1回2・5g、1日3回（朝昼夕）　14日分

必要を感じれば服用を延長してもかまいません。

この漢方薬の適応は、慢性心不全と、原因がよくわからない全身の浮腫《ふしゅ》です。江戸時代には脚気《かっけ》に使われました。

脚気は今ではほとんど見られませんが、悪化すると心不全の徴候が表れる病気です。

江戸時代には、雑穀や玄米が主食の庶民と違って、白米ばかり食べていてビタミンB_1不足になりやすいお殿様などがよくかかったそうです。

臨床研究の結果では、心不全の指標になるＢＮＰ（脳性ナトリウム利尿ペプチド）が、木防已湯《もくぼういとう》を投与することで明らかに低下することが確認されました。

新型コロナウイルス感染症では、心筋炎やストレス性心筋症というような心筋に何らかの影響が見られることがあり、その結果、心不全になることもあり得ます。

心臓の病気で治療を受けている人は、半年あるいは1年くらいの間隔で、心臓超音波検査を受けて、心筋の動きに異常がないかどうかを確かめておくことをおすすめします。

自己判断で内科的治療をやめたり、治療がおろそかになった結果、死亡率の上昇を引き起こしたという報告もありますので、注意が必要です。

☆高齢者の免疫力を引き上げる漢方薬

新型コロナウイルス対策を助言する厚生労働省の専門家組織「アドバイザリーボード」の会合が２０２１年7月21日に開かれ、ワクチン接種を済ませた65歳以上の感染者数が、未接種の人の10分の1以下に減少したとのデータが示されました。

確かに短期的に見れば、ワクチンの効果は明らかですが、新型コロナウイルスの変異株の出現はこれからも続きますし、将来的には今のワクチンの効果がなくなることも予想されています。

米疾病対策センター（ＣＤＣ）のトップの話によると、「新型コロナウイルスは、あとほんの数回の突然変異で、今あるワクチンから逃れる恐れがある」とのことです。

ワクチンの効力が低下すると、状況はワクチン接種が始まっていなかったときに逆戻りします。そうなれば、重症化して死亡する割合が高くなるのは、やはり高齢者ということになります。

私は多くの高齢者の患者さんを診ていますが、感染症にかかった高齢者の特徴として、発熱などの反応が鈍くなることがあげられます。

また、血液検査をすると、若い人だと、白血球数が増加したり、ウイルスや細菌と戦う戦士である白血球中の顆粒球《かりゅうきゅう》の割合が急速に増えたりするのに対し、高齢者では、白血球数は正常なのに、念のため胸部CT検査を行うと、肺に白い影が見えて肺炎だった、といったことが少なくありません。

高齢者の場合、明らかに免疫力の低下が見られるのです。

しかし、免疫力を高める西洋薬はありませんので、食事は腹八分目にするとか、ビタミンCやEを積極的に摂る、適度に運動する、ストレスをかけない、適度な睡眠を取る……などなど、実効性に乏しいと思われる対策しか示されていません。

それでは東洋医学は老化に対してどのような対策を持っているのでしょうか。

中国における東洋医学研究の権威である中医研究院による『金匱要略《きんきようりゃく》』（中国漢方、1982）には、具体的に次のような漢方薬があげられています。

『虚労《きょろう》（心身が虚《きょ》し労《つか》れている、生命力の衰え＝老化現象を意味する）症の場合に表れる症候は多種多様であるからいろいろな診断法を用いて治療方法を確定しなければならない。すべての臓が虚で上熱下寒《じょうねつげかん》の症候が表れている場合には、営気《えいき》（経口摂取によって得られるエネルギー）と衛気《えいき》（おおよそ免疫力という意味）が調和し、脾胃《ひい》（消化器系）が健全になれば、疾病はよくなるから、小建中湯《しょうけんちゅうとう》で主治する。病状が比較的重い場合には黄耆建中湯《おうぎけんちゅうとう》で治療するとよい。単に腎虚《じんきょ》（おおよそ老化という意味）の場合には八味腎氣丸《はちみじんきがん》（八味地黄丸《はちみじおうがん》、八味丸《はちみがん》に同じ）を用いる。腎虚で遺精、夢精などの病状がある場合は桂枝加竜骨牡蠣湯《けいしかりゅうこつぼれいとう》を用いる』（カッコ内は著者註）

東洋医学では、これらの漢方薬には、老化に伴う免疫力の低下を補う働きがあることが、１８００年の昔から認められていました。

漢方治療を駆使して、高齢者の感染者、重症者、そして亡くなる方を減らす方法を提言します。

●胃腸の働きが落ちている虚弱な高齢者に

処方例

・ツムラ小建中湯《しょうけんちゅうとう》　1回5g、1日3回（朝昼夕）　14日分

必要を感じれば不要になるまで服用を延長してもかまいません。

この漢方薬は、体質が弱く、全般的に胃腸の働きがかなり落ちている虚弱な高齢者がターゲットになります。

疲れやすく、血色が悪く、腹痛、動悸《どうき》、手足のほてり、冷え、頻尿・多尿などの症状を回復させることで、免疫力を高めることが期待できる場合に使われます。

●疲労・倦怠感が強い高齢者に

処方例

・［東洋］黄耆建中湯《おうぎけんちゅうとう》　1回2g、1日3回（朝昼夕）14日分

必要を感じれば不要になるまで服用を延長してもかまいません。

疲労・倦怠感が著しく、寝汗、腹痛、食欲不振、息切れなどを伴う高齢者に用います。

この漢方薬は「寝たきりを起こす薬」と言われてきました。もちろん寝たきりの人が元気に歩き出すところまではいきませんが、体力が低下し、終日横になっていた虚弱（フレイル）な高齢者が、服用を続けることで、ベッドに起き上がり、少しずつ食事を取るようになることがあります。

●高齢者の虚弱の基本処方

処方例

・ツムラ八味地黄丸《はちみじおうがん》　1回2・5g、1日3回（朝昼夕）　14日分

または、

・ウチダの八味丸《はちみがん》M　1回20丸、1日3回（朝昼夕）　14日分

いずれも、必要を感じれば不要になるまで服用を延長してもかまいません。

高齢者のフレイルの基本処方です。腰部および下肢の脱力感・冷え・しびれ・夜間頻尿を訴える場合には、フレイルの治療というよりは、予防に使うイメージです。特に疲労・倦怠感は比較的早期に効果を示します。

もし、痛み、しびれ、夜間頻尿が強いようであれば、治療薬として使う「牛車腎《ごしゃじん》

気丸《きがん》」を服用すればより効果が期待できると思います。

●高齢者で、痩せて顔色が悪く、神経過敏あるいは精神不安を訴える場合には

処方例

・ツムラ桂枝《けいし》加竜骨牡蠣湯《かりゅうこつぼれいとう》　1回2・5g、1日3回（朝昼夕）14日分

必要を感じれば不要になるまで服用を延長してもかまいません。

高齢者で、心身が弱ってきたために、自分の健康に自信を喪失した場合、比較的早期に効果を表します。

第6章

こんな場面で、漢方薬は大いに役立つ

コロナ禍では、漢方薬を使える場面がたくさんある

新型コロナウイルス感染症が拡大してから、私たちの生活は一変しました。

外出するときは必ずマスクを装着し、公共の場では人と一定の距離（ソーシャルディスタンス）を保って会話を控え、一日に何度も手を洗ったり消毒したりすることを余儀なくされています。

まずは国の推奨する基本的な予防策を守ることが原則ですが、どんなに気をつけていても、感染する可能性をゼロにすることは困難です。

漢方薬は、西洋薬と違って予防にも使えます。

漢方薬の予防効果は、濃厚接触者となった場合、本人はもとより、同居家族の感染予防にも使えますし（110ページ）、第4章で紹介したように、感染が明らかになってから自宅療養になったときの重症化防止にも重宝します。

それだけではありません。コロナ禍では、日常生活のさまざまな場面で漢方薬が強

い味方になってくれます。

たとえば、ワクチン接種後の副反応の問題です。アンケート調査でワクチン接種を受けたくないと答えた人の多くが、この副反応を第一の理由にあげています。

ここでも漢方薬が活躍します。漢方薬を使って、副反応の症状を抑えることができるのです。

この章では、会社勤めの人の感染症予防や、ワクチンの副反応対策、感染後の後遺症の解消など、いろんなシチュエーションで力を発揮する漢方薬をご紹介することにしましょう。

☆「三密」が避けられない人のための感染症対策

●感染症を防ぐ漢方薬の切り札

処方例

・ツムラ補中益気湯《ほちゅうえっきとう》　1回2・5g、1日3回（朝昼夕）　7日分

必要を感じれば不要になるまで服用を延長してもかまいません。

「テレワークの推奨」と言われても、在宅でこれまでどおりの仕事ができる人は、ごく限られるでしょう。都市部に勤める会社員なら、行きと帰りの通勤電車での「三密」状態を避けることはできません。

外出時は、感染予防のために、標準的な感染予防策を徹底することが基本です。

しかし、自分は感染予防策を徹底していても、出勤時に公共交通機関を利用する際や、外回りで多数の人と直接会ったときなど、周りの人たちがどの程度の予防策を取っているかはわかりません。

感染リスクを減らすには、周りから新型コロナウイルスが飛沫とともに飛んできて、かりにそれを吸い込んだとしても、体内でウイルスが増えないような強い免疫力をつけておくことが望まれます。

漢方薬は、感染しないための予防にも使えるところが、西洋薬と異なる大きな特徴の一つです。

なかでも、補中益気湯《ほちゅうえっきとう》は、まさにコロナ禍における感染症予防の切り札とも言える効力を発揮します。

ここでは、これまでにもたびたび登場した補中益気湯について、さらに詳しく見ていくことにしましょう。

新型コロナウイルスと同様に、変異しやすいＲＮＡウイルスの一種であるインフルエンザウイルスを使って、補中益気湯が感染を防ぐ効果を示した動物実験を紹介します。これば小林製薬と北里大学の共同研究です。

マウスを狭い部屋に入れて三密の環境を作り、そこにインフルエンザウイルスを噴《ふん》霧《む》して、部屋にウイルスが漂っている状態を作りました（図表6－1）。

呼吸で吸い込んだウイルスが、肺で増殖するかどうかを確かめたところ、補中益気湯（補中益気湯には蒼朮《そうじゅつ》〈キク科のホソバオケラの根茎《こんけい》〉配合のものと、白朮《びゃくじゅつ》〈キク科のオケラまたはオオバナオケラの根茎〉配合のものがあり、実験では蒼朮配合のものを使用）を飲ませたマウスでは、肺からウイルスが検出されたものの、増殖が抑えられていることが確認できました（図表6－2）。

また、補中益気湯を飲ませていないマウスは、毛の艶《つや》が悪く、毛羽立っていたのに対し、飲ませたマウスでは、やや毛羽立っていましたが、毛の艶は正常でした。

さらに行動でも、補中益気湯を飲ませていないマウスでは軽い行動低下が見られましたが、補中益気湯を飲ませたマウスでは行動は正常でした。

以上の結果から、補中益気湯に予防的な感染防御作用があることが確認され、これ

（図表 6-1）インフルエンザウイルスを用いた飛沫感染試験における「補中益気湯《ほちゅうえっきとう》」の作用

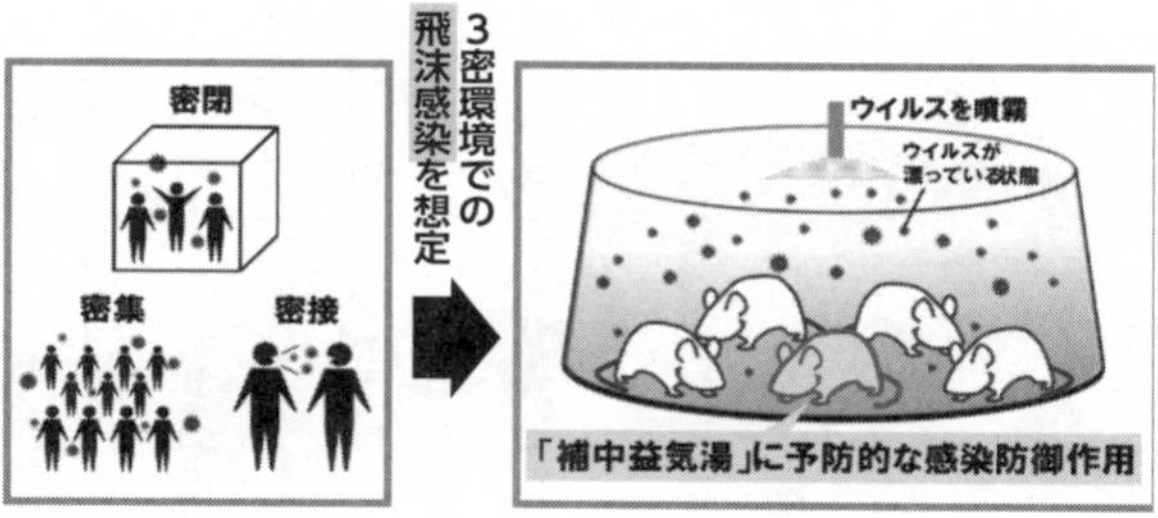

（図表 6-2）「補中益気湯《ほちゅうえっきとう》」の体内でのウイルス増殖に対する作用

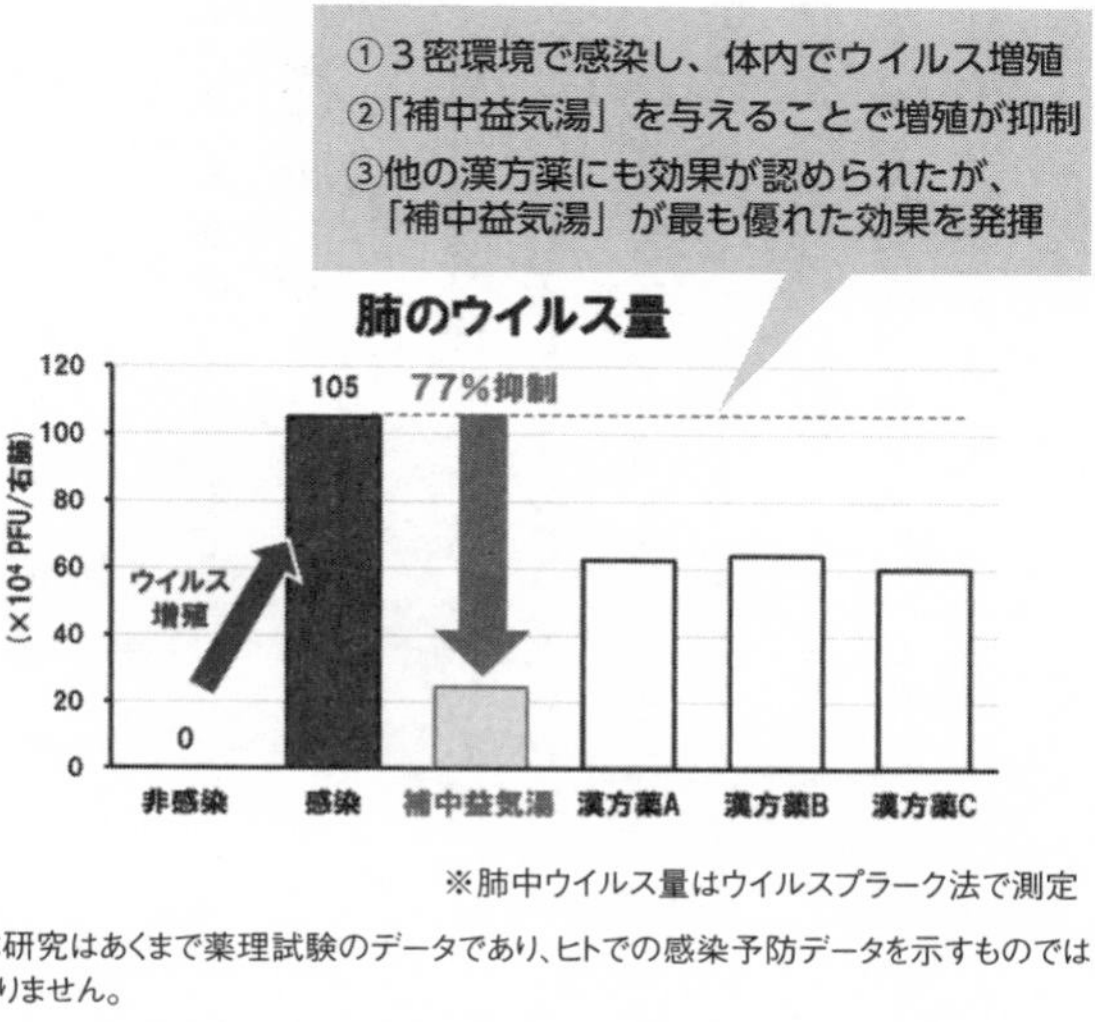

※肺中ウイルス量はウイルスプラーク法で測定

※本研究はあくまで薬理試験のデータであり、ヒトでの感染予防データを示すものではありません。

小林製薬株式会社と北里大学による共同研究成果のニュースリリースより

は人間にも応用できる可能性があります。

漢方薬の多成分が口から入って腸で分解されるプロセスは、普段どんなものを食べているかという食性に依存します。

ヒトとネズミは、生物分類上の種《しゅ》から見るとかなり遠いのですが、どちらも雑食である点では共通しています。このため、漢方薬に限って言えば、ヒトとネズミに表れる効果は似通っていることが多いのです。

新型インフルエンザが流行したとき、東京の医療機関で、あらかじめ補中益気湯を飲んだグループ179人と、飲んでいないグループ179人で、新型インフルエンザにかかった人数を調べたところ、補中益気湯を飲んでいないグループでは7人（3.9％）が感染しましたが、補中益気湯を飲んでいたグループでは1人（0.6％）しか感染しませんでした。2つのグループの結果には、統計学的有意差がありました。

補中益気湯は、元気にバリバリ働いている人には、ときに軽い身体の違和感を生じさせることがあります。他方、多少疲れが出ていて、栄養ドリンクを飲みたいくらいの人に、とても適しています。

江戸時代の漢方医・津田玄仙《つだげんせん》は、補中益気湯を飲ませるポイントとして、次の8つをあげています。

①手足がだるい
②声が小さい
③目力がない
④口の中が泡っぽくなる
⑤味を感じにくい
⑥温かいものを好む
⑦臍《へそ》のあたりを手で触れると、動脈の拍動（動悸《どうき》）を感じる
⑧脈が散った感じがして力がない

1つでも当てはまったら、補中益気湯を飲んで、感染症にかからない免疫力をつけておきましょう。

☆ワクチンの副反応（倦怠感・筋肉痛など）にはこの漢方薬

●ファイザー社製ワクチン1回目接種後

処方例

・ツムラ麻杏薏甘湯《まきょうよくかんとう》　1回2・5g、1日3回（接種後就寝前まで）
・ツムラ桂枝茯苓丸《けいしぶくりょうがん》　1回2・5g、1日3回（接種後就寝前まで）

この二つの漢方薬は、症状に関係なく併用します。
さらに、全身倦怠感が強ければ、

・ツムラ補中益気湯《ほちゅうえっきとう》　1回2・5g、1日3回（接種後就寝前まで）

を追加して服用してください。

翌日にも接種部位の筋肉痛があれば、麻杏薏甘湯《まきょうよくかんとう》と桂枝茯苓丸《けいしぶくりょうがん》をもう1日飲んでください。

●ファイザー社製ワクチン2回目接種後

処方例

・ツムラ麻杏薏甘湯《まきょうよくかんとう》　1回2・5g、1日3回（接種後就寝前まで）
・ツムラ補中益気湯《ほちゅうえっきとう》　1回2・5g、1日3回（接種後就寝前まで）
・ツムラ麻黄湯《まおうとう》　1回2・5g、1日3回（接種後就寝前まで）

この三つの漢方薬は症状に関係なく併用します。

翌日にも接種部位の筋肉痛があれば麻杏薏甘湯を、全身倦怠感が強ければ補中益《ほちゅうえっ》気湯《きとう》を、発熱・頭痛があれば麻黄湯《まおうとう》を、それぞれもう1日飲んでください。

新型コロナウイルスによるパンデミックを収束させるための手段の一つとして、ワクチン接種があります。

従来、インフルエンザウイルスに対して一般的に使われていた不活化ワクチン（34ページ）では、作製するのに長い時間がかかります。

また、不活化ワクチンの場合、変異株が出現するたびに、新しいワクチンを作らなければならないなどの制約もあって、短期間でパンデミックを終わらせるには、力不足であることが、当初から指摘されていました。

これに対してｍＲＮＡ（メッセンジャーＲＮＡ）ワクチンは、理論的には不活化ワクチンよりも有効性が高く、変異株の出現にも迅速に対処できるはずです。

獣医領域では、以前からｍＲＮＡワクチンが使用されていましたが、人間に対して使われたことはありませんでした。

しかし、新型コロナウイルス感染症の拡大により、欧米で政府が支援して人間に使

（図表 6-3）新型コロナワクチン接種後の発熱の頻度（ファイザー社製）

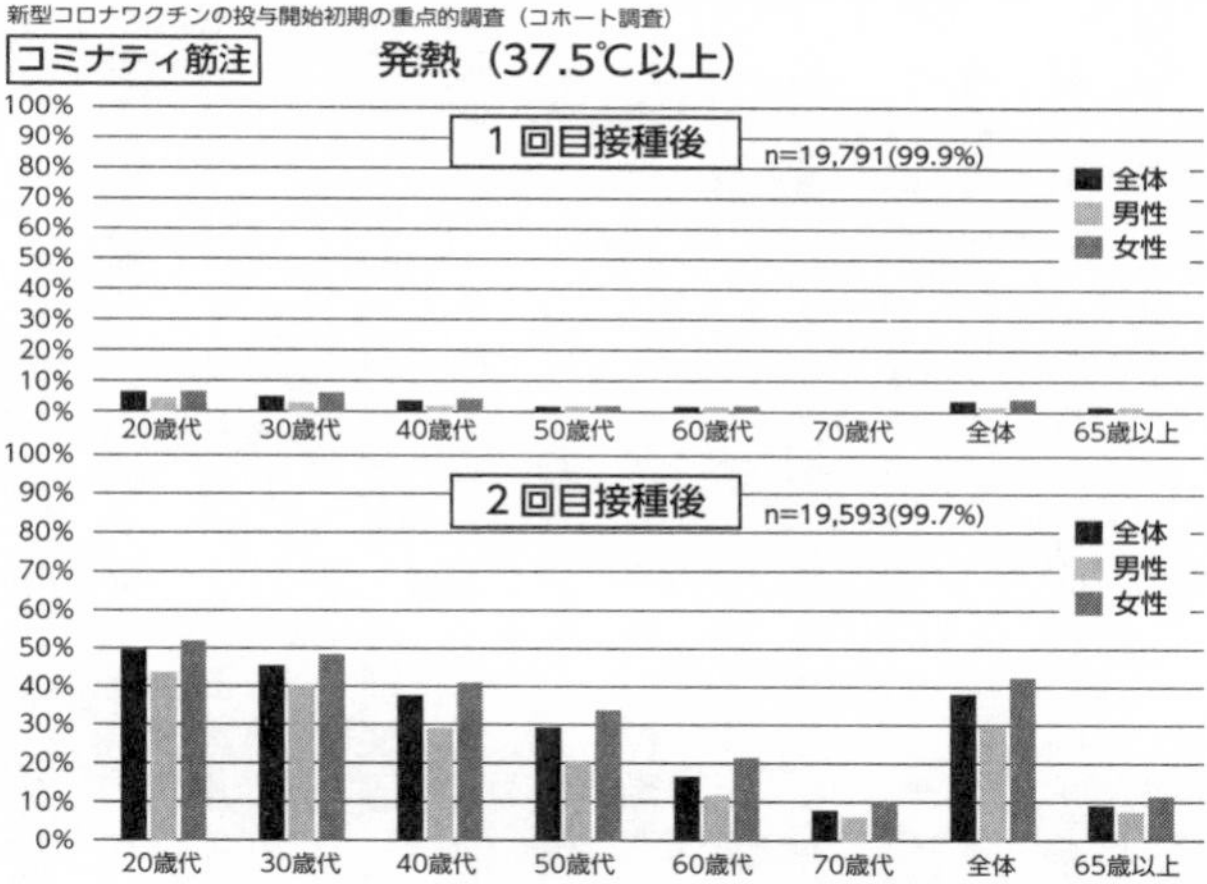

順天堂大学「新型コロナワクチンの投与開始初期の重点的調査（コホート調査）」第12版より

（図表 6-4）新型コロナワクチン接種後の倦怠感の頻度（ファイザー社製）

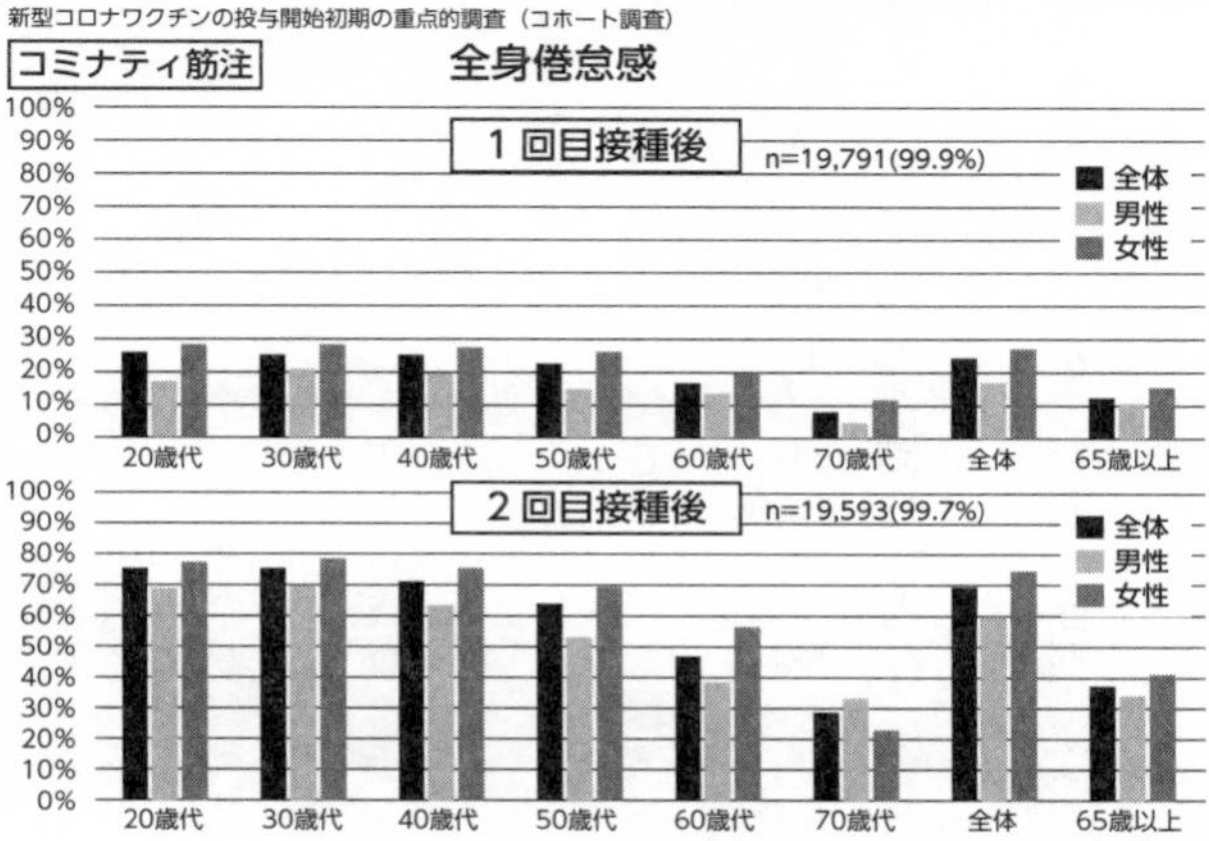

順天堂大学「新型コロナワクチンの投与開始初期の重点的調査（コホート調査）」第12版より

うｍＲＮＡワクチンが認可され、実用化されました。

少ない人数での臨床治験では、重大な副反応は認められませんでした。その後、ｍＲＮＡワクチンの接種が世界レベルで広がっていっても、安全性に関して大きな問題は今のところ起きていません。

インフルエンザワクチンの副反応を経験している人にとって、ｍＲＮＡワクチンの副反応は、それほど重く感じないかもしれません。

しかし、ｍＲＮＡワクチンの副反応は、インフルエンザワクチンよりも頻度が高く、しかも従来経験したことがない種類と程度であることがわかってきました（図表6－3、6－4）。

私自身、および私が院長を務める病院で使用したファイザー社製のｍＲＮＡワクチン（商品名：コミナティ筋注）について、接種したあとに現れた副反応と、その対策をお話ししましょう。

副反応は、1回目と2回目で症状と程度に違いがあり、しかも年齢や性別によって異なるという特徴がありました。

1回目の接種後の副反応は、ほとんどが接種した筋肉の痛みや炎症でした。

ただし、痛いだけで動かすのには問題ない程度の人から、腕を上げられなくなって、生活や仕事に支障の出る人まで、機能障害には差がありました。

2回目の接種後の副反応は、1回目より軽い人もたまにいましたが、ほとんどの人は、「2回目のほうが、強い副反応が出た」と言っていました。

2回目にも、接種部位の筋肉痛が1回目と同程度に認められ、加えて、発熱や全身倦怠感が出現する人が多数おり、仕事を休まなければならなくなった場合もあったようです。

2回目の副反応は、若い人のほうが強い傾向があり、発熱に対しては麻黄湯が有効で、ほとんどは服用後1時間以内に平熱になりました。

また、全身倦怠感には補中益気湯《ほちゅうえっきとう》が有効で、補中益気湯を服用した人の中で、翌日勤務を休まなければならなかった人はいませんでした。

漢方薬は、症状が出てから服用するまでの期間が短ければ短いほど、効果は早く出る傾向があります。ワクチン接種の場合は、接種してから漢方薬を飲むまでの時間が短いので、効果は非常に早く出たのだと考えられます。

●モデルナ社製ワクチン1回目接種後には

処方例

・ツムラ麻杏薏甘湯《まきょうよくかんとう》　1回2・5g、1日3回（接種後就寝前まで）
・ツムラ桂枝茯苓丸《けいしぶくりょうがん》　1回2・5g、1日3回（接種後就寝前まで）
・ツムラ補中益気湯《ほちゅうえっきとう》　1回2・5g、1日3回（接種後就寝前まで）

全身倦怠感が強ければ補中益気湯《ほちゅうえっきとう》を追加して服用してください。

翌日にも接種部位の筋肉痛があれば麻杏薏甘湯《まきょうよくかんとう》と桂枝茯苓丸《けいしぶくりょうがん》をもう1日飲んでください。

●モデルナ社製ワクチン2回目接種後には

処方例

・ツムラ麻杏薏甘湯《まきょうよくかんとう》　1回2・5g、1日3回（接種後就寝前まで）
・ツムラ補中益気湯《ほちゅうえっきとう》　1回2・5g、1日3回（接種後就寝前まで）
・ツムラ麻黄湯《まおうとう》　1回2・5g、1日3回（接種後就寝前まで）

この三つの漢方薬は症状に関係なく併用します。

翌日にも接種部位の筋肉痛があれば麻杏薏甘湯《まきょうよくかんとう》を、全身倦怠感が強ければ補中益気湯《ほちゅうえっきとう》を、発熱・頭痛があれば麻黄湯《まおうとう》をもう1日飲んでください。

●モデルナアームが現れたら

処方例

・ツムラ桂枝茯苓丸加薏苡仁《けいしぶくりょうがんかよくいにん》　1回2・5g、1日4～5回　症状軽減まで毎日
・コタロー黄連解毒湯《おうれんげどくとう》　1回2カプセル、1日4～5回　症状軽減まで毎日

この二つの漢方薬は常に併用します。

桂枝茯苓丸加薏苡仁《けいしぶくりょうがんかよくいにん》は皮膚の微小循環障害を改善して細い血管を血液がサラサラ流れるようにさせます。黄連解毒湯《おうれんげどくとう》は赤くなった皮膚を冷やしてほてりを改善する応答を引き出します。

mRNAワクチンで、ファイザー社製ワクチン以外に、もう一つ日本で認可されて

（図表6-5）モデルナ社製ワクチン接種後の副反応

途中経過	1回目（7.615人）	2回目（2.491人）
発熱（37.5℃以上）	7.3%	78.4%
発熱（38℃以上）	2.1%	61.9%
接種部位反応	87.8%	91.9%
発赤	9.9%	25.2%
疼痛	86.5%	88.2%
腫脹	10.3%	18.9%
硬結	7.4%	10.2%
熱感	11.2%	33.0%
かゆみ	5.3%	13.7%
全身症状	33.6%	88.6%
倦怠感	26.8%	83.9%
頭痛	17.4%	67.6%
鼻水	5.9%	12.2%

順天堂大学「新型コロナワクチンの投与開始初期の重点的調査（コホート調査）」第12版より

いるものに、モデルナ社製ワクチン（商品名：COVID-19ワクチンモデルナ筋注）があります。

ファイザー社製ワクチンと同様に、1回目と2回目では副反応の種類や頻度、強さに差があります。2回目摂取後に発熱する人が多く現れるのは、ファイザー社製ワクチンにも共通して見られる傾向です（図表6－5）。

また、同じｍＲＮＡワクチンというカテゴリーであっても、この2種のワクチンには、接種後に現れる副反応には明らかな違いがあります。特にモデルナ社製ワクチンでは、腕が赤くなる「モデルナアーム」と言われる遅延性皮膚反応が特徴的です。

新型コロナウイルス感染症の後遺症にも

まだ全容は明らかになっていませんが、わかっている範囲で、新型コロナウイルス感染症後の後遺症に対する主な漢方治療を提案したいと思います。

後遺症の実態に関する最新報告として、国際学術誌『ネイチャー・メディシン(Nature Medicine)』(第27巻、601〜615ページ、2021年)に発表された論文の概要を紹介します。

米国ミシガン州の38の病院で行われた調査では、488人の患者のうち、32・6%の患者が持続的な症状を訴え、うち18・9%が新たな症状または悪化したと回答しました。

階段を上るときの呼吸困難（22・9％）が最も多く、そのほかの症状としては、せき（15・4％）、味覚や嗅覚の持続的な喪失（13・1％）などがあげられました。

ヨーロッパの研究でも同様の結果が報告されています。イタリアでの追跡調査では、疲労（53・1％）、呼吸困難（43・4％）、関節痛（27・3％）、胸痛（21・7％）が多く報告された症状であり、55％の患者が3つ以上の症状を継続していました。

ほかの調査でも疲労、呼吸困難、心的外傷後ストレス障害（PTSD）、不安、抑うつ、集中力や睡眠の異常などの心理的苦痛が、約30％以上の研究参加者に認められました。

以下では、こうした新型コロナウイルス感染症の後遺症に効果的な漢方薬をまとめてご紹介します。

☆感染後の後遺症——疲労感、全身倦怠感にはこの漢方薬

新型コロナウイルス感染症の後遺症の中でも、疲労感・倦怠感はかなり長引くケースが多いと言われています。症状がある程度重いと、日常生活や学業・労働に支障をきたし、家事ができなくなったり、学校に行けなくなったり、仕事を休まざるを得なくなったりします。

この症状は、外から見てわかりにくいのと、疲労感を測定する客観的な方法がないので、自覚症状の訴えだけで判断するしかなく、医師も判断に困ります。周りからは、「怠け者」「仮病」という誹謗中傷の視線にさらされて、心まで病んでしまうこともあります。

漢方薬では「補剤《ほざい》」といって、足りなくなったり、少なくなったり、弱ったりした状態を元の正常な状態にまで戻すための反応を引き出す薬を選択します。

●疲労感、全身倦怠感の第一選択薬

処方例

・ツムラ補中益気湯《ほちゅうえっきとう》　1回2・5g、1日3回（朝昼夕）14日分

必要を感じれば不要になるまで服用を延長してもかまいません。

●疲労感、全身倦怠感に加えてメンタルもやられていると感じたら

処方例

・ツムラ人参養栄湯《にんじんようえいとう》　1回3・0g、1日3回（朝昼夕）14日分

必要を感じれば不要になるまで服用を延長してもかまいません。

●疲労感、全身倦怠感に加えて胃腸の働きまで弱ったときには

処方例

・ツムラ小建中湯《しょうけんちゅうとう》　1回5g、1日3回（朝昼夕）　14日分

必要を感じれば不要になるまで服用を延長してもかまいません。

☆呼吸困難、息切れ、せき、胸痛にはこの漢方薬

酸素飽和度は正常なのに呼吸が楽ではなかったり、軽いせきが持続したりするときは、おそらく、肺の炎症がある程度残っていることが原因だと推測されます。

この程度ですと、X線検査では異常所見が見つからないことが多いので、病院では「肺には異常ありませんよ」と言われてしまいます。「でも呼吸が苦しいのですが」と食い下がっても「大丈夫です。心配いりませんよ」で終わってしまうことになります。

一方、漢方薬には効能に「息切れ」と書かれている薬がたくさん用意されています。

●呼吸困難、息切れの第一選択薬

処方例

・ツムラ炙甘草湯《しゃかんぞうとう》　1回2・5g、1日3回（朝昼夕）　14日分

本格的に効いてくるまでには3週間以上かかります。

●息切れに心臓神経症のようなメンタル要素が加わった場合

処方例

・ツムラ苓桂朮甘湯《りょうけいじゅつかんとう》　1回2・5g、1日3回（朝昼夕）14日分

または、

・ツムラ柴胡桂枝乾姜湯《さいこけいしかんきょうとう》　1回2・5g、1日3回（朝昼夕）14日分

いずれも、必要を感じれば不要になるまで服用を延長してもかまいません。

●検査結果には表れないが、肺に多少の炎症が残っていそうな場合

処方例

・ツムラ柴胡桂枝湯《さいこけいしとう》　1回2・5g、1日3回（朝昼夕）14日分

必要を感じれば不要になるまで服用を延長してもかまいません。

メンタルな影響は感じられず、肺に炎症がまだ少し残っていそうなケースです。実際にはこのパターンがいちばん多いのではないかと推測します。多少なりともメンタルな要素があるときには、一つ前の柴胡桂枝乾姜湯《さいこけいしかんきょうとう》も選択肢になります。

●軽いせきがなかなか取れないとき

処方例

・［東洋］桂枝加厚朴杏仁湯《けいしかこうぼくきょうにんとう》　1回2・5g、1日3回（朝昼夕）14日分

ほとんどは1週間以内で服薬が不要になります。

●胸痛が続くとき

処方例

・ツムラ当帰湯《とうきとう》　1回2・5g、1日3回（朝昼夕）　14日分

効果は1週間以内に表れ始めるのが一般的です。

胸痛があって循環器内科を受診しても、「狭心症や心筋梗塞の心配はありませんので、大丈夫です。心配しないでください」と言われるだけで、薬の処方を頼んでも、せいぜい精神安定剤が出るくらいです。

もちろん、精神安定剤で胸痛が治ることはまずありません。これに対し、循環器内科的には治療の対象にならない胸痛に効能がある漢方薬として、当帰湯《とうきとう》があります。

☆味覚障害、嗅覚障害にはこの漢方薬

●味覚障害対策の裏技

処方例

・ツムラ香蘇散《こうそさん》　1回2・5g、1日3回（朝昼夕）14日分

効果は2～4週間でまず酸味から回復してくるのが一般的で、3ヶ月くらいでほとんど戻る例が多いです。

感じなくなる味覚の程度はさまざまですが、案外広範囲になり、自然経過では完治まで数ヶ月から1年以上かかることもあります。障害を受けている部位は、舌そのものではなく、もっと上の脳の視床下部にある味覚中枢であると推測されます。

中枢性の味覚障害には、この香蘇散《こうそさん》という漢方薬が昔から裏技としてひそかに広まっています。

●嗅覚障害の第一選択薬

処方例

・ツムラ当帰芍薬散《とうきしゃくやくさん》　1回2・5g、1日3回（朝昼夕）　14日分

効果は2週間くらいで表れ始めるのが一般的です。

新型コロナウイルス感染症に限らず、普通の風邪のあとでも、においがしなくなることは珍しくありません。しかし、新型コロナウイルス感染症では、先に述べた味覚障害とセットで症状が表れることがほとんどです。

これには嗅覚神経の栄養因子を増加させる働きのある当帰芍薬散《とうきしゃくやくさん》が第一選択薬となります。

☆メンタルの不調にはこの漢方薬

ようやくワクチンが普及し始め、有効な治療薬の開発にも光が見えてきたとはいえ、一方では、感染に対する不安以上に、長引くコロナ禍でのストレスや生活面の不安で、精神的に弱っている人が増えてきています。

また、新型コロナウイルス感染症に罹患《りかん》した患者さんは、それ以上に、「どうして自分が感染しないといけなかったのか」「自分に何か落ち度があったのか」「後遺症が残って働けなくなったらどうしよう」などと精神的に追い込まれ、深く傷ついている人も少なくありません。

自宅療養になった場合には、社会から隔絶されてしまいますので、どんどん孤独感に苛《さいな》まれてしまいます。

漢方薬には、心の不調に対応したものが少なくありません。その代表選手を紹介しましょう。

●不安と抑うつが中心的な症状の場合

処方例

・ツムラ半夏厚朴湯《はんげこうぼくとう》　1回2・5g、1日3回（朝昼夕）14日分

付随する症状としては「喉が詰まる感じ」があります。家から出たがらなかった人に、外に出てみようという気にさせる効果があります。

●漠然としているが強い不安があり、そのために体調不良になったとき

処方例

・ツムラ帰脾湯《きひとう》　1回2・5g、1日3回（朝昼夕）14日分

不眠症、不安、抑うつの治療などに用いられます。漠然としているが強い不安感があり、思い悩むことで体調不良になるときに使ってみてください。

●うつ病ではないが、気分が非常に暗くなったとき

処方例

・ツムラ加味帰脾湯《かみきひとう》　1回2・5g、1日3回（朝昼夕）　14日分

抑うつ状態には使えますが、うつ病には使えません。うつ病かどうかは必ず精神科で診断を受けてください。自己判断は危険です。

●「何で自分が」という不満・怒りと不安感に対して

処方例

・ツムラ抑肝散加陳皮半夏《よくかんさんかちんぴはんげ》　1回2・5g、1日3回（朝昼夕）14日分

不安感が強いときには、同様の効果のある抑肝散《よくかんさん》よりはこの処方を使います。

●集中力や睡眠の異常があるとき

処方例

・ツムラ小柴胡湯《しょうさいことう》　1回2・5g、1日3回（朝昼夕）14日分

最近の研究では、新型コロナウイルス感染症の後遺症で、脳細胞に炎症がいつまで

も残ることが明らかになっています。

集中力の低下やそれに伴う睡眠の異常もこの持続する脳の炎症が原因であるとすれば、脳細胞の炎症を抑える抗炎症作用を引き出すことのできる唯一の漢方薬・小柴胡湯《しょうさいことう》がおすすめです。ただし、数ヶ月単位で服用を継続する必要があると思います。

先行きが見えない不安が続く中、「心の健康」を守るには、日常的にどのような生活を心がけるべきでしょうか。

ハーバード大学医学部准教授で「アメリカうつ・不安障害協会」会長のルアナ・マルケス博士が、日常生活で実践できる7つのポイントを示しています（FNNプライムオンライン：2020年4月14日より）。

参考までに、私の場合はどうしているかについても付記しました。

①スマートフォンやテレビから離れ、情報を遮断する時間を作る

私の場合：漢方関係の原稿を書いたり、スライドを作ったりする時間はそばにスマートフォンを置かず、テレビも書斎にはないので情報を遮断できています。

②食事、運動、睡眠は、従来の健康習慣を維持する

私の場合：食事は、昼は病院で職員食を食べ、夜はすべて自炊しているので健康的な食事ができています。運動は毎朝6時半からNHKラジオ第一放送のラジオ体操第一・第二をやっており、そのあと6時45分から、NHKラジオ英会話を聴いています。睡眠は、最近では5～6時間は取れるようになってきました。

③他人と会話し、つながりを維持する

私の場合：親しい人とのLINEが楽しみです。

④スケジュールを設定し規律を持って明確に管理する

私の場合：病院の仕事と講演活動がありますので、スケジュールは決まります。

⑤小さな机でいい。「プライベート」と「仕事」の空間を分ける

私の場合：幸い自分の書斎を持っています。

⑥「仕事モード」から「オフモード」への「切り替え」の時間を設定する

私の場合：これはなかなか難しいですね。

⑦犬や猫などのペットと触れ合う

私の場合：動物があまり得意ではないので、たまに地元に住んでいる3人の孫に会うことでしょうか。

☆外出ができないことによる「巣ごもり症候群」対策

●肩こりにも漢方が効く

処方例

・[東洋] 葛根湯《かっこんとう》　1回2g　肩こり時に頓服《とんぷく》

または、

・[東洋] 桂枝加葛根湯《けいしかかっこんとう》　1回2g　肩こり時に頓服

後者は葛根湯に含まれているエフェドリン（麻黄に含まれる交感神経興奮作用のある物質）を服用したくないときに選択します。

肩こりはなかなか定義が難しいですし、そもそも英語には肩こりに該当する単語はありません。肩は英語ではshoulderですが、肩こりが起こる場所は肩関節ではありません。どちらかと言えば僧帽筋《そうぼうきん》の領域で背中の上部＝upper backになります。

肩こりの定義としては「自覚的に頸部《けいぶ》、肩甲上部、肩甲部、肩甲間部に不快感、自発痛、軽い運動痛があり、他覚的にはこれらの筋を触診すると、異常に緊張し、特定の部位に圧痛点ないしこりを生じているもの」というものがあります。

その発生原因としては、①筋の過度の使用、②血行障害による疲労物質の蓄積、動脈硬化による肩の諸筋への血行不良、③不自然な体位、不良姿勢、円背《えんぱい》（ねこ背）、などで肩、側彎《そくわん》など同じ姿勢を無理に長時間保った結果の血行不全、④心理的な緊張、⑤筋の結合織炎《しきえん》、などがあげられます。

このうち巣ごもり状態では、③と④の関与が大きくなると考えられます。肩を揉《も》むのは、する側とされる側でコミュニケーションを取るという意味ではいいかもしれませんが、効果は一時的です。

では、肩こりの漢方治療はあるのでしょうか。「ある」どころではなく、漢方治療こそ肩こりのためにあるようなものです。先の処方で、ほぼ1時間以内に楽になります。

●ごく軽い程度の便秘に

処方例

・ツムラ大黄甘草湯《だいおうかんぞうとう》　1回2・5g、1日3回（朝昼夕）まずは1週間分

●大黄甘草湯では不十分な便秘に

処方例

・ツムラ調胃承気湯《ちょういじょうきとう》　1回2・5g、1日3回（朝昼夕）まずは1週間分

●主に中高年男性の中等度以上の便秘に

処方例

・ツムラ大承気湯《だいじょうきとう》　1回2・5g、1日3回（朝昼夕）　まずは1週間分

●主に大腸の働きが弱い女性の便秘用で、特に高齢者には第一選択薬

処方例

・ツムラ桃核承気湯《とうかくじょうきとう》　1回2・5g、1日3回（朝昼夕）　まずは1週間分

●比較的活動的な高齢者の便秘に

処方例

・ツムラ麻子仁丸《ましにんがん》　1回2・5g、1日3回（朝昼夕）　まずは1週間分

●主に若い女性のコロコロ便に

処方例

・ツムラ潤腸湯《じゅんちょうとう》　1回2・5g、1日3回（朝昼夕）　まずは1週間分

便秘の原因としては、食事中の食物繊維が足りないことと身体を動かさないことの二つが、巣ごもり状態では特に顕著になると考えられます。

巣ごもり状態では、どうしても食物繊維の少ないお菓子のような食べ物を摂ることが多くなる傾向にありますし、巣ごもり状態では十分に身体を動かすことは不可能です。

また、普段はあまり便秘にならない男性でも、便秘になる傾向があります。

西洋薬には下剤がたくさんありますが、西洋薬の下剤の欠点としては、大腸を無理やり動かすので、お腹がキリキリ痛くなったり、硬い便が強引に肛門を通過するので肛門が裂けそうなほど痛くなったりします。少し効きすぎると下痢になってしまうので、お出かけ前には飲みにくいのも難点です。

これに対して漢方薬の下剤は、無理やりではなく自然に排便させる薬なので、自分の体質や症状に合わないと多少便が軟らかくなることはありますが、それでも下痢まではいきませんし、キリキリ痛くなることもありません。便が普通の硬さになるので肛門が裂けることもありません。

しかし、その選択基準は先のように細かく分類されています。単に便秘の程度だけではなく、ほかにも考慮しなければならないことがありますので、やや面倒くさいと思われるかもしれません。そのため、専門の医師の処方を受けることをおすすめします。

●一般的な片頭痛に

処方例

・ツムラ呉茱萸湯《ごしゅゆとう》　1回5g　片頭痛時に頓服

●月経片頭痛や月経関連片頭痛に

処方例

・ツムラ川芎茶調散《せんきゅうちゃちょうさん》　1回5g　片頭痛時に頓服

片頭痛の原因にはいろいろありますが、そのうちの一つがストレスです。ストレスなどにより神経（三叉《さんさ》神経と呼ばれる顔の感覚を脳に伝える神経）が刺激を受けて、神経の末端から炎症物質が放出され、その炎症物質がさらに血管を拡張して「ズキン、ズキン」と拍動する痛みをもたらす片頭痛を発症すると考えられています。

普段よりもストレスの多い巣ごもり状態では、片頭痛の発症頻度が高くなってもおかしくはありません。

西洋薬の代表選手は、市販薬としては販売されていないトリプタン系の薬です。ほんの始まりのときに時期を逃さずに服用すると切れ味鋭い効果があります。

しかし、判断が遅れて片頭痛発作が起こってしまってからでは効果は半減以下です。本当に早い時期であれば、市販されているイブプロフェン（商品名：ブルフェン、イブ）もかなり有効です。

そこで漢方薬ですが、先に紹介した呉茱萸湯《ごしゅゆとう》や川芎茶調散《せんきゅうちゃちょうさん》の最大の特徴は、片頭痛発作が起こってからでも効果があることです。普通は30分くらいで片頭痛発作がなくなります。

川芎茶調散は、月経初日の前後2日間に発症した頭痛（月経片頭痛）、あるいはそのほかの時期にも発症した場合（月経関連片頭痛）に効果があります。

●巣ごもりでのエコノミークラス症候群に

処方例

・ツムラ桂枝茯苓丸《けいしぶくりょうがん》　1回2・5g、1日3回（朝昼夕）14日分

家の中にこもっていると、自ずと動く機会が減ります。動かない、歩かないということは、下肢《かし》のうち、特にふくらはぎの筋肉を使う機会が減ることを意味します。

ふくらはぎの筋肉は、下肢の血流に関しては、ポンプのような役目をしていますので、この機能が悪くなりますと、特に下肢の静脈系の流れが淀んでしまい、最悪の場合には血の塊《かたまり》ができて、これが静脈血流とともに肺に詰まって肺塞栓《はいそくせん》症を起こすことがあります。

座っているときでも、ふくらはぎに力を入れたり抜いたりする運動を心がけましょう。

漢方薬では、微小循環系から静脈系への血流を促進する桂枝茯苓丸《けいしぶくりょうがん》がありますので、ぜひ活用してください。

●肥満対策に

処方例

・ツムラ防風通聖散《ぼうふうつうしょうさん》　1回2・5g、1日3回（朝昼夕）14日分

誤解をしないでいただきたいのは、痩せたいと考えている女性が、自分の理想とする体型になれる漢方薬があるわけではないということです。

ここで紹介する防風通聖散《ぼうふうつうしょうさん》は、薬局でみなさんが購入できる形でいろいろな商品名で売られています。

ただし、総合相模更生病院薬剤部の加藤鈴氏らの調査では、薬局で購入できる医薬品として売られている防風通聖散全33品目のうち、方剤名（漢方薬剤名）と商品名が異なる品目が15品目（例：コッコアポシリーズ、ナイシトールシリーズなど）ありました。また、生薬含有量も、医療用の3分の2量、2分の1量、同量などさまざまでした。

このため、いわゆる「隠れ防風通聖散」が多数市販されており、不適切な服用による肝機能障害が多く発生していますので注意が必要です。

この薬が内臓脂肪を減らす効果があるのは、病的なほどの肥満（90キロ、100キロの世界）であることと、かなりの便秘であることが条件になります。

これらの条件を満たす、あるいは巣ごもり状態という条件を満たすことになってしまった場合には、メタボ対策としてはかなり有効です。前糖尿病状態（糖尿病予備軍）に対しても改善効果があります。

おわりに

最後に進化論の話をします。

人間の細胞の中にはいろいろな器官がありますが、その中でも特に重要なのがミトコンドリアと核です。

人間の細胞はもともとバクテリアのようなものでしたが、この細胞の中に、ある種の細菌が入り込んで、最終的にはミトコンドリアになってエネルギーを産生してくれるようになりました。

では、核はどのようにしてできたのでしょう。まだ定説はありませんが、その説の一つに、メデューサウイルスという巨大ウイルスが細胞に入り込んで、最終的に核を形成したというのがあります。

もしそうだとすれば、ウイルスが細胞に入り込んでくれたおかげで、今の私たちが存在するということになります。その後は、人間と細菌・ウイルスとの共生が絶え間なく行われ、ときには多くの命が奪われましたが、特にウイルスは人間の役に立つこともたくさんしてくれました。

永遠に続く人類とウイルスとのせめぎ合い、そして何千年もそれに絡んできた漢方薬、お互いの立ち位置はこれからも変わらないような気がします。

漢方薬は直接ウイルスを攻撃する薬ではありません。ウイルスにやられて命を落とすことがないように、免疫力を引き出してくれるのです。

これからしばらくはコロナウイルスの時代が続くかもしれません。上手くコロナウイルスたちと共存していくためにも、人類が長い年月をかけて育《はぐく》んできた漢方薬という宝物を効果的に使っていただきたい、というのが私の願いです。

２０２１年８月

医療法人徳洲会日高徳洲会病院院長　サイエンス漢方処方研究会理事長　井齋偉矢《いさいひでや》

主な参考文献

『傷寒論』中医研究院編　中国漢方　東京　1978
『新型コロナウイルス感染症(COVID-19)診療の手引き』第5.2版 厚生労働省
長坂和彦ほか:「黄耆が奏功した慢性腎不全の4症例」日本東洋医学雑誌　2012;63:98-102
花輪壽彦:『漢方診療のレッスン』242頁　金原出版　東京 1995
中田敬吾:「インフルエンザ」漢方治療指針79頁　緑書房 東京 1999
『金匱要略』中医研究院編　中国漢方　東京　1982
Ani Nalbandianほか:「Post-acute COVID-19 syndrome」Nature Medicine 2021;27:601–615

人生の活動源として

いま要求される新しい気運は、最も現実的な生々しい時代に吐息する大衆の活力と活動源である。

文明はすべてを合理化し、自主的精神はますます衰退に瀕し、自由は奪われようとしている今日、プレイブックスに課せられた役割と必要は広く新鮮な願いとなろう。

いわゆる知識人にもとめる書物は数多く窺うまでもない。

本刊行は、在来の観念類型を打破し、謂わば現代生活の機能に即する潤滑油として、逞しい生命を吹込もうとするものである。

われわれの現状は、埃りと騒音に紛れ、雑踏に苛まれ、あくせく追われる仕事に、日々の不安は健全な精神生活を妨げる圧迫感となり、まさに現実はストレス症状を呈している。

プレイブックスは、それらすべてのうっ積を吹きとばし、自由闊達な活動力を培養し、勇気と自信を生みだす最も楽しいシリーズたらんことを、われわれは鋭意貫かんとするものである。

—創始者のことば— 小澤和一

著者紹介
井齋偉矢〈いさい ひでや〉
1950年、北海道生まれ。医療法人徳洲会日高徳洲会病院院長・医学博士。北海道大学医学部卒業。専門は消化器外科、肝臓移植外科で日本外科学会認定登録医。1988年から3年間、オーストラリアで肝臓移植の実験・臨床に携わる。帰国後、独学で漢方治療を本格的に始め、現在、日本東洋医学会認定専門医・指導医。2012年にサイエンス漢方処方研究会を設立、理事長として科学的根拠（エビデンス）にもとづいた処方を行う「サイエンス漢方処方」の普及に努めている。
おもな著書に『抗がん剤の辛さが消える　速効！漢方力』（小社刊）、『西洋医学が解明した　「痛み」が治せる漢方』（集英社新書）、『147処方を味方にする 漢方見ひらき整理帳』『救急初療室でも使える！ 一撃!!応急漢方』『介護漢方：排泄障害・摂食嚥下障害・運動器障害・睡眠障害・フレイル・サルコペニアへの対応』（以上、南山堂）などがある。

西洋《せいよう》医学《いがく》の名医《めいい》が教《おし》える
新型《しんがた》コロナと速効《そっこう》！漢方《かんぽう》

青春新書 PLAYBOOKS

2021年 9 月25日　第 1 刷

著　者　井《い》齋《さい》偉《ひで》矢《や》

発行者　小 澤 源 太 郎

責任編集　株式会社プライム涌光
電話　編集部　03(3203)2850

発行所　東京都新宿区若松町12番1号 〒162-0056　株式会社青春出版社
電話　営業部　03(3207)1916　振替番号　00190-7-98602

印刷・三松堂　製本・フォーネット社

ISBN978-4-413-21185-7

青春新書 PLAYBOOKS

人生を自由自在に活動する――プレイブックス

緊急対応版
「奨学金」上手な借り方 新常識
竹下さくら
知っているかどうかで大きな差がつく。安心して学べる資金づくりの決定版！
P-1180

新宿の逆襲
市川宏雄
〝世界一のターミナル駅〟が大変身。新宿の過去、現在、未来がこの一冊ですべてわかる！
P-1181

「にごり酢」だけの免疫生活
前橋健二
にごりは酢酸菌！「普通の酢」にはない、特有の健康効果とは
P-1182

肩こり・不眠・美顔に効く！

1分「耳ストレッチ」

市野さおり
「デスクワーク疲れ」「マスク不調」「顔のむくみ」を速効解決！ツボが集まる「耳」を刺激すれば体も心もラクになる！

P-1183